全国中等卫生职业教育规划教材

供中等卫生职业教育各专业使用

生理学基础

（修订版）

主　编　柳海滨　林艳华

副主编　吴丽萍　孙永波　钱忠民

编　者　（以姓氏笔画为序）

　　　　孙永波　淄博职业学院护理学院

　　　　李　丹　重庆市医药卫生学校

　　　　李　琳　石河子大学护士学校

　　　　杨黎辉　郑州市卫生学校

　　　　吴丽萍　黑河市卫生学校

　　　　张艳杰　包头市医学院职业技术学院

　　　　林艳华　吉林职工医科大学（吉林卫生学校）

　　　　柳海滨　首都医科大学附属卫生学校

　　　　施小娟　首都医科大学附属卫生学校

　　　　钱忠民　凉山卫生学校

科 学 出 版 社

北　京

内 容 简 介

本书加强了与其他基础课程的衔接和临床课程的联系,着重为学生学习后续课程和终生学习打好基础。每章明确提出学习要点及护士执业资格考试的考点,让师生能够正确把握重点和考点要求。在每章内容的适当位置增加重点提示,旨在加强理论与临床的联系,拓宽学生知识面,激发学生的学习兴趣,提高学生分析问题和解决问题的能力。各章均附讨论与思考,旨在与学习要点、教学大纲相呼应,开启学生思维,融会全章知识。同时,将护士执业资格考试考点以问题形式提出,并给予解答,便于学生应用。创新性增加了手机版(APP)数字教辅和网络教学内容,APP 呈现各章节知识点、考点、相关练习题和考试题,网络教学资料包含教学大纲、学时分配、PPT 课件、影像及动画,以利于教师教学应用。实验内容附在教材后面,培养学生动手能力。课时设计为 72 学时,其中理论 56 学时,实验 16 学时。

本书供全国中等卫生职业学校各专业使用。

图书在版编目 (CIP) 数据

生理学基础／柳海滨,林艳华主编.—修订本.—北京:科学出版社,2016
全国中等卫生职业教育规划教材
ISBN 978-7-03-048664-6

Ⅰ. 生… Ⅱ. ①柳… ②林… Ⅲ. 人体生理学-中等专业学校-教材
Ⅳ. R33

中国版本图书馆 CIP 数据核字(2016)第 127414 号

责任编辑:郝文娜 杨小玲／责任校对:彭 涛
责任印制:徐晓晨／封面设计:黄华斌

科 学 出 版 社 出版
北京东黄城根北街 16 号
邮政编码: 100717
http://www.sciencep.com

北京凌奇印刷有限责任公司 印刷
科学出版社发行 各地新华书店经销
*
2016 年 6 月第 一 版 开本:787×1092 1/16
2020 年 1 月第二次印刷 印张: 12
字数: 275 000
定价: 25.00 元
(如有印装质量问题,我社负责调换)

全国中等卫生职业教育规划教材
编审委员会
（修订版）

全国中等卫生职业教育规划教材

教 材 目 录

（修订版）

全国中等卫生职业教育规划教材
修 订 说 明

　　《全国中等卫生职业教育规划教材(护理、助产专业)》在编委会的组织下,在全国各个卫生职业院校的支持下,从2009年发行至今,已经走过了8个不平凡的春秋。在8年的教学实践中,教材作为传播知识的有效载体,遵照其实用性、针对性和先进性的创新编写宗旨,落实了《国务院关于大力发展职业教育的决定》精神,贯彻了《护士条例》,受到了卫生职业院校及学生的赞誉和厚爱,实现了编写精品教材的目的。

　　这次修订再版是在前两版的基础上进行的。编委会全面审视前两版教材后,讨论制定了一系列相关的修订方针。

　　1. 修订的指导思想　实践卫生职业教育改革与创新,突出职业教育特点,紧贴护理、助产专业,有利于执业资格获取和就业市场。在教学方法上,提倡自主和网络互动学习,引导和鼓励学生亲身经历和体验。

　　2. 修订的基本思路　首先,调整知识体系与教学内容,使基础课更侧重于对专业课知识点的支持、利于知识扩展和学生继续学习的需要,专业课则紧贴护理、助产专业的岗位需求、职业考试的导向;其次,纠正前两版教材在教学实践中发现的问题;最后,调整教学内容的呈现方式,根据年龄特点、接受知识的能力和学习兴趣,注意纸质、电子、网络的结合,文字、图像、动画和视频的结合。

　　3. 修订的基本原则　　继续保持前两版教材内容的稳定性和知识结构的连续性,同时对部分内容进行修订和补充,避免教材之间出现重复及知识的棚架现象。修订重点放在四个方面:①根据近几年新颁布的卫生法规和卫生事业发展规划及人民健康标准,补充学科的新知识、新理论等内容;②根据卫生技术应用型人才今后的发展方向,人才市场需求标准,结合执业考试大纲要求增补针对性、实用性内容;③根据近几年的使用中读者的建议,修正、完善学科内容,保持其先进性;④根据学生的年龄和认知能力及态度,进一步创新编写形式和内容呈现方式,以更有效地服务于教学。

　　现在,经过全体编者的努力,新版教材正式出版了。教材共涉及33门课程,可供护理、助产及其他相关医学类专业的教学和执业考试选用,从2016年秋季开始向全国卫生职业院校供应。修订的教材面目一新,具有以下创新特色。

1. 编写形式创新 在保留"重点提示,适时点拨"的同时,增加了对重要知识点/考点的强化和提醒。对内容中所有重要的知识点/考点均做了统一提取,标列在相关数字化辅助教材中以引起学生重视,帮助学生拓展、加固所学的课程知识。原有的"讨论与思考"栏目也根据历年护士执业考试知识点的出现频度和教学要求做了重新设计,写出了许多思考性强的问题,以促进学生理论联系实际和提高独立思考的能力。

2. 内容呈现方式创新 为方便学生自学和网络交互学习,也为今后方便开展慕课、微课等学习,除了纸质教材外,本版教材创新性提供了手机版 APP 数字化辅助教材和网络教学资源。其中网络教学资源是通过网站形式提供教学大纲和学时分配以及讲课所需的 PPT 课件(包含图表、影像等),手机版数字化教辅则通过扫描二维码下载 APP,帮助学生复习各章节的知识点/考点,并收集了大量针对性强的各类练习题(每章不低于 10 题,每考点 1~5 题,选择题占 60% 以上,专业考试科目中的案例题不低于 30% ,并有一定数量的综合题),还有根据历年护士执业考试调研后组成的模拟试卷等,极大地提高了教材内涵,丰富了学习实践活动。

我们希望通过本次修订使新版教材更上一层楼,不仅继承发扬该套教材的针对性、实用性和先进性,而且确保其能够真正成为医学教材中的精品,为卫生职教的教学改革和人才培养做出应有的贡献。

本套教材第 1 版和第 2 版由军队的医学专业出版社出版。为了配合当前实际情况,使教材不间断地向各地方院校供应,根据编委会的要求,修订版由科学出版社出版,以便为各相关地方院校做好持续的出版服务。

感谢本系列教材修订中全国各卫生职业院校的大力支持和付出,希望各院校在使用过程中继续总结经验,使教材不断得到完善和提高,打造真正的精品,更好地服务于学生。

编委会
2016 年 6 月

修订版前言

为了贯彻"国务院关于大力发展职业教育的决定"精神,适应中等卫生职业教育改革和发展的要求,我们以卫生部教材办公室和卫生职业教育教学指导委员会审定并颁发的新一轮护理专业教学标准和培养目标为依据,参照全国护士执业资格考试大纲,按照中等卫生职业教育的培养目标和要求,编写了适合中等卫生职业学校教学需要,供护理、助产及其他医学相关专业使用的《生理学基础》教材。

在编写中充分考虑了中等卫生职业教育的现状与实际,本轮教材修订秉承"提高、延续、发展"的原则,继续贯彻原教材的基本宗旨,即关于"三个切合"的特色定位:一是切合"护考";二是切合就业市场;三是切合中职教育特点,继续保持"三基、五性"等基本原则,同时积极实施精品战略,结合岗位知识技能对教学内容进行新的优化创新,提高教材的实用性和可读性。

本教材根据新一轮教学计划和教学大纲的指导原则,在编写中进行了积极的探索和大胆的创新,有如下特点:

1.《生理学基础》是一门独立设置的医学基础课程,加强了与其他基础课程的衔接和临床课程的联系,着重为学生学习后续课程和终生学习打好基础。

2. 每章明确提出了学习要点及护士执业资格考试的考点,让师生能够正确把握重点和考点要求。

3.《生理学基础》作为临床课程的理论支撑,在每章内容的适当位置增加了重点提示,旨在加强理论与临床的联系,拓宽学生知识面,激发学生的学习兴趣,提高学生分析问题和解决问题的能力。

4. 各章均附讨论与思考,旨在与学习要点、教学大纲之呼应,开启学生思维,融会全章知识;同时,将护士执业资格考试考点以问题形式提出,并给予解答,便于学生应用。

5. 创新性增加了手机版(APP)数字教辅和网络教学内容,APP 呈现了各章节知识点、考点、相关练习题和考试题,网络教学资料包含教学大纲、学时分配、PPT 课件、影像及动画。以利于教师教学应用。

6. 随着老年医学的发展,特别是人口老龄化现象的出现,增加了老年生理——衰老。

7. 精选了实验内容,附在教材后面,培养学生动手能力。

《生理学基础》课时设计为72学时,其中理论56学时,实验16学时。

本教材凝聚了全国中等卫生职业教育生理学一线教师的智慧,编写时参考并吸收了高等医学院校和中等卫生职业学校教材建设的成果,得到了各参编院校领导的支持和帮助,在此表示衷心的感谢!

由于编者水平有限,书中若有不妥之处,恳请广大师生和读者批评指正,以便修订。

编写组
2016 年 6 月

目 录

第 1 章

绪　论

学习要点
1. 生命的基本特征
2. 内环境及其稳态
3. 神经调节与体液调节
4. 正反馈与负反馈

第一节　概　述

一、生理学基础研究的对象及任务

生理学基础是研究生物体的生命现象及其规律的科学。本门学科研究的对象是具有生命活动的人体。人体的生命活动,如肌肉运动、腺体分泌、血液循环、呼吸、消化吸收、生长发育、泌尿、生殖等都是一种生命现象。生理学基础的任务,就是揭示各种生命活动发生的具体过程、产生的条件和原理,人体内外环境变化对生命活动的影响;同时,还要研究构成人体各个系统、器官和细胞功能表现的内部机制以及各部分功能活动相互协调、相互制约的规律,为人的卫生保健、防病治病、增进健康、延长寿命提供科学的理论依据。

生理学基础是建立在人体形态学基础上的,与临床医学有着密切的联系,是一门重要的医学基础科学。生理学基础的基本理论,对临床医学具有指导作用,所以只有先学好本门学科,才能为进一步学好各门专业课程打下坚实的基础。医护人员只有掌握了正常人体生命活动的规律或功能,才能认识疾病的发生及其发展规律;才能掌握疾病的防治,以促进疾病康复的理论与技能。

二、生理学的研究方法

人体的各种功能活动都是整体活动的一部分,它与生存环境保持密切联系的同时,还受语言、文字、心理和社会等因素的影响。学习生理学基础,必须以辩证法为指导,用对立统一的观点去看待机体的一切功能活动;同时,还应从生物的、心理的、社会的角度来综合观察和理解人体的功能活动。

生理学基础是一门实验性科学,也就是说,本门课程的知识主要是通过实验观察获得的。早在 17 世纪初,英国医师哈维(Harvey)首先在动物身上用活体解剖和实验观察法研究了血液循环这一生命现象,首次科学地阐明了血液循环的基本途径和规律。1628 年,哈维的著作《心与血的运动》面世,这是生理学基础成为一门独立的实验科学的标志。学习该门课程应坚持理论联系实践的原则,一方面要重视基本理论知识的学习,另一方面又要重视实验技术,通过实验加深对理论知识的理解,培养学生的创新思维和动手能力。此外,还应适当联系生活实际和临床实际,把本门学科的基础知识和技能用到卫生保健和临床实践中去。

生理学基础的发展与其他自然科学的发展联系密切,相互促进。尤其是新的技术不断应用于生理实验,使生理学基础的知识和理论不断得到新的发展。构成人体最基本的单位是细胞。由许多不同的细胞构成各种器官,行使相同功能的器官构成一个系统,人体就是由各个器官系统互相联系、互相作用、互相协调而构成的一个复杂整体。因此,生理学基础研究就是在细胞、器官和系统,以及整体这 3 个水平上进行的。细胞和分子水平的研究是以细胞和构成细胞的分子为研究对象,例如研究肌细胞膜、肌质网、肌原纤维等超微结构的功能,以及细胞中蛋白质、无机盐等物质运动的理化过程。器官和系统水平研究是以一个器官或一个系统为研究对象,例如研究心脏如何射血、血液在心血管系统中流动的规律、神经和体液因素对心血管活动的调节。整体水平研究是以完整机体为研究对象,例如研究人体在运动状态下各器官系统之间功能活动的相互配合、相互协调及其规律。

第二节　生命的基本特征

生命的基本特征有哪些?科学家从原始的单细胞生物到高等动物以至对人类的研究,发现生命现象多种多样,而新陈代谢、兴奋性和生殖是生命的基本特征。

一、新 陈 代 谢

生物体总是在不断地从外界摄取营养物质,重新建构自身组织,同时又在不断地分解自身和外来物质,排出体外。机体和环境之间不断地进行物质交换和能量转换,以实现自我更新的过程,称为新陈代谢。由此可见,新陈代谢包括物质代谢和能量代谢。物质代谢是指物质的摄取、合成、分解和排出过程;能量代谢是指伴随物质代谢而产生的能量储存、转化、释放和利用过程。物质代谢和能量代谢是不可分割地联系在一起的。物质代谢又分为合成代谢(同化作用)和分解代谢(异化作用)两个方面。合成代谢是指机体不断从外环境中摄取营养物质,合成和转化为自身物质,同时储存能量的过程。分解代谢是指机体不断分解自身物质,同时释放能量,并将代谢产物排出体外的过程。

新陈代谢是机体与环境最基本的联系,也是生命最基本的特征。机体在新陈代谢的基础上表现出各种生命活动。新陈代谢一旦停止,生命也将随之终结。

二、兴　奋　性

(一) 刺激、反应和兴奋性的概念

机体生活在自然环境之中,当环境发生变化时,机体就会做出反应,以适应环境的变化。这种能被机体或组织细胞感受的环境变化,称为刺激。刺激的种类很多,按其性质分为:物理刺激,如声、光、电、温度、机械、放射线等;化学刺激,如酸、碱、药物等;生物刺激,如细菌、病毒、寄生虫等。此外,对人类来说,还有语言、文字、情绪等社会因素形成的心理刺激。

刺激引起机体或组织细胞发生的一切变化,称为反应。如神经受刺激后的反应为神经冲动,肌肉受刺激后的反应为收缩,腺体的反应则表现为分泌。机体或组织细胞对刺激发生反应的能力或特性,称为兴奋性。在机体组织中,神经、肌肉和腺体组织的兴奋性最高,它们反应迅速,易于观察,并有电位变化作为客观标志。因此,生理学基础通常将这些组织称为"可兴奋组织"。

机体或组织细胞对刺激有两种反应形式,即兴奋和抑制。兴奋是指机体或组织接受刺激后,由静止转为活动或活动由弱变强的过程。抑制是指机体或组织接受刺激后,活动减弱或变为相对静止的状态。如肾上腺素作用于心脏,使心肌收缩力增强、心率加快是发生了兴奋;乙酰胆碱作用于心脏,使心肌收缩力减弱、心率减慢是发生了抑制。组织细胞接受刺激后是发生兴奋还是抑制,一是取决于组织当时所处的功能状态,二是取决于刺激的特性。正常机体的各种功能活动既有兴奋,也有抑制,两者既对抗又协调,还可互相转化。因此,兴奋和抑制是机体对立统一的生理过程。

(二) 刺激与反应的关系

刺激与反应是一种因果关系,凡是有兴奋性的组织细胞受到刺激后都会引起反应。但是,任何刺激引起机体或组织细胞是否发生反应,发生何种反应,还必须具备3个条件,即足够的刺激强度、足够的刺激持续时间和一定的强度-时间变率。强度是指内外环境变化的幅度;时间是指刺激作用于组织持续时间的长短;强度-时间变率则是指单位时间内强度变化的大小或速度。一般来说,这3个变量的值越大,刺激越强,反之刺激越弱。临床上在给患者进行肌内注射时要求"两快一慢",即进针快、出针快、推药慢,可减轻注射时的疼痛,就是因为"两快"缩短了刺激作用的时间,"一慢"降低了刺激的变率,二者均减弱了刺激强度的缘故。综上所述,刺激必须达到一定的强度才能引起组织反应。

在生理实验中,由于电刺激容易观察和控制,因此经常使用电刺激作为人工刺激。通常在刺激器上对刺激作用时间和强度-时间变率先行固定,单一观察刺激强度与反应的关系。当刺激的持续时间与强度-时间变率不变时,引起组织发生反应的最小刺激强度,称为阈强度(阈值)。刺激强度等于阈值的刺激,称为阈刺激;刺激强度小于阈值的刺激,称为阈下刺激;刺激强度大于阈值的刺激,称为阈上刺激。阈值的大小可反映组织的兴奋性,阈值越小,组织的兴奋性越高;反之,越低。由此说明,组织的兴奋性与阈值呈反变关系。

三、生　殖

任何生物个体的寿命都是有限的,衰老、死亡是必然归宿。生物体生长发育到一定阶段后,能够产生与自身相似的子代个体,这种功能称为生殖。一切生物都是通过生殖活动来延续种系的。因此,生殖是生命的基本特征之一,也是人类繁衍和生物延续种系的重要生命活动。

重点提示

生命的基本特征是学习生理学基础必须掌握的基本内容,也是本门课程考试出题的重点内容之一。本节名词较多,在弄清含义基础上重点记忆。

第三节　人体功能与环境

机体的一切生命活动都是在一定的环境中进行的,脱离环境,机体或细胞都将无法生存。对人体而言,有外环境与内环境之分。

一、机体对外环境的适应

外环境包括机体赖以生存的自然环境和社会环境。自然环境是指自然界中空气、温度、湿度、光照、水、气候、地理环境等各种因素的总和,是人体生存的基本条件。社会环境包括政治、经济、文化、人际关系、心理变化等,是人体生存的必要条件。

外环境无时无刻不在发生着变化,这些变化都会对人体产生不同的刺激,人体也不断地做出反应,以适应外环境的变化,达到人体与外环境的统一与协调,保证生命活动的正常进行。机体能够根据环境情况变化来调整内部关系的过程,称为适应。对学生们来讲,刚入学时在饮食起居、人际关系等方面产生不适应,出现胃纳不佳、生疏孤独之感,经过一段时间的自我调适、沟通交流,就能适应新的生活、学习环境,这是对适应最好的诠释。人类的适应能力最强。

人类不但有被动适应环境的能力,而且还有客观地认识环境和能动地改造环境的能力。科学技术、经济社会的发展,在极大地改善人们的物质文化生活的同时,也带来了环境污染、植被破坏、水土流失、生态失衡等困扰经济社会发展的诸多问题。人体作为生态系统的组成部分,既要依赖环境、适应环境,保护环境,又要不断地影响环境、改善环境,只有这样才能保持人与自然的和谐统一,促进经济社会的可持续发展。

二、机体的内环境和稳态

人体生命活动的基本单位是细胞。但绝大部分细胞并不直接与外环境接触,而是生活在体液之中。体液是人体内液体的总称,约占成年人体重的60%。体液分为两部分,即细胞内液和细胞外液。前者分布于细胞之内,约占体液的2/3;后者分布于细胞之外,约占体液的1/3,包括组织液、血浆、淋巴液、脑脊液等(图1-1)。细胞外液中约1/4分布在心血管系统内,即是血浆。其余的3/4分布在全身各组织间隙中,称为组织液。细胞外液是细胞直接生活的体内环境,称为内环境。内环境为细胞的生存提供必要的理化条件,使细胞的各种生化反应和生理功能得以正常进行,同时为细胞代谢提供营养物质,接纳细胞代谢的终产物。

细胞外液中各种离子浓度、温度、酸碱度、渗透压等理化因素只在一个狭小的范围内波动,保持相对稳定状态,称为内环境稳态。内环境稳态是细胞保持正常生理功能和进行正常生命活动的必要条件。内环境稳态的特点是相对稳定而动态变化。事实上细胞代谢无时无刻不在进行,就会不断与内环境进行物质交换,不断打破内环境稳态,外环境变化也会影响内环境稳态。机体各系统的功能活动如呼吸补充 O_2 排出 CO_2,消化吸收补充营养物质,肾排泄代谢产

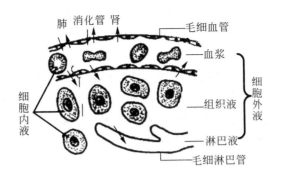

图 1-1　体液分布

物等都可使内环境保持新的动态平衡,维持内环境稳态。如果内环境稳态遭到破坏,新陈代谢将不能正常进行,机体就会发生疾病,甚至危及生命。

第四节　生理功能的调节

人体各系统的功能活动能协调一致,保持其自身的稳态和对内外环境的适应,是因为机体有一套调节机制,能对各种生理功能进行调节。

一、人体功能调节的方式

(一)神经调节

通过神经系统的活动对机体各种功能进行的调节,称为神经调节。神经调节的基本方式是反射。反射是指在中枢神经系统的参与下,机体对内、外环境的变化做出的规律性应答(反应)。反射活动的结构基础是反射弧,由感受器、传入神经、神经中枢、传出神经和效应器5个部分组成(图1-2)。感受器能感受内外环境变化的刺激,并将刺激信息转变成电信号(即神经冲动),通过传入神经至相应的反射中枢,反射中枢对传入信号进行综合分析,并做出反应,再经过传出神经将反应信号传至效应器,效应器完成反射活动。每一种反射,都有自己固定的反射弧。例如,食物进入口腔可引起唾液分泌;环境温度升高,可引起皮肤血管扩张和出汗等。反射弧结构和功能的完整性是反射进行的必要条件,反射弧中任何部分受到破坏或功能障碍,相应的反射活动都将消失。

反射活动可分为非条件反射和条件反射两种类型。

1. 非条件反射　非条件反射是人的本能,先天遗传,人类和动物共有的一种初级神经活动,反射中枢位于皮质下各级中枢,反射弧和反应方式都比较固定,其数量有限,如吸吮反射、吞咽反射、防御反射、性反射等。它是机体适应环境的基本手段,是个体生存和种族繁衍的基本能力。

2. 条件反射　条件反射是后天获得的,是人和动物个体在生活过程中,在非条件反射基础上建立起来的新的反射活动。条件反射的中枢在大脑皮质,是一种高级神经活动。"望梅止渴""谈虎色变"都属于条件反射。条件反射的数量无限,可以建立,也可以消退。因此,它使机体对环境的适应更加灵活,具有预见性,极大地提高了人的生存和适应能力。

神经调节的特点是反应迅速、准确,作用部位局限,持续时间短暂,是机体最主要的调节方式。

(二)体液调节

内分泌腺所分泌的激素和某些细胞生成的生物活性物质通过体液的运输,对机体相应的组织、器官进行的调节作用,称为体液调节。激素通过血液运送到全身各处,对机体的新陈代谢、生长、发育、生殖等功能的调节,称为全身性体液调节。某些细胞分泌的组胺、激肽、前列腺素等生物活性物质,以及组织代谢产生的腺苷、乳酸、H^+、CO_2 等经由细胞外液扩散到周围环境,调节邻近细胞的功能,称为局部性体液调节。

体液调节的特点是反应缓慢、持久,作用范围广泛,持续时间较长。对调节新陈代谢和维持机体内环境稳态有重要意义。

在体内,多数情况下神经调节具有主导作用,大部分内分泌细胞直接或间接受神经系统的调节。在这种情况下,体液调节就成了反射弧传出途径的一个中间环节或延长部分而发挥作用,这种方式称为神经-体液调节(图 1-2)。

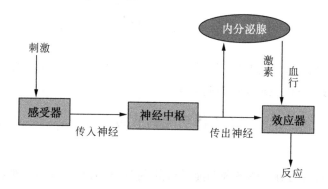

图 1-2　反射弧与人体功能调节

(三)自身调节

自身调节是指机体某些器官、组织细胞不依赖神经或体液因素的作用,自身对刺激产生的一种适应性反应。例如,动脉血压在 80~180mmHg 时,肾血流量能保持相对稳定,说明肾小动脉有明显的自身调节能力。

自身调节是一种简单原始的调节方式,特点是调节幅度较小、灵敏度差、范围局限,但对维持器官、组织和细胞的稳态仍有一定的意义。

二、人体功能调节的自动控制

人体各种生理功能的调节与现代控制论的原理相似,可以把人体的调节看作是一个自动控制系统(图 1-3)。自动控制系统是一个闭合回路,由控制部分(反射中枢、内分泌腺)和受控部分(效应器、靶器官)组成。控制部分和受控部分之间有双向信息联系,控制部分发出控制信息调节受控部分的功能活动;受控部分发出反馈信息影响和修正控制部分的调节作用。由受控部分的反馈信息调节控制部分活动的作用,称为反馈调节。根据反馈信息的性质和作用不同,可把反馈调节分为负反馈和正反馈。负反馈是指反馈信息与控制信息的作用相反,减弱或抑制控制部分作用的反馈。人体内存在着许多高效、精细的负反馈控制系统,从细胞和分子

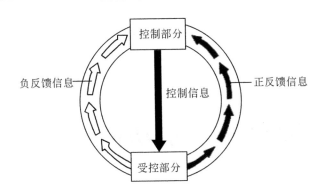

图 1-3 人体功能活动的反馈调节
实心箭头表示促进或加强,空心箭头表示抑制或减弱

水平调节机体的各种功能活动,维持内环境的稳态。例如正常人动脉血压相对稳定就是负反馈控制实现的。在生理情况下,机体的动脉血压保持在相对稳定的正常水平。当某种原因引起心血管活动增强而使动脉血压高于正常时,动脉压力感受器就立即将信息通过传入神经反馈到心血管中枢,使心血管中枢的活动发生改变,导致心脏活动减弱,外周血管扩张,使动脉血压恢复到正常水平。反之当动脉血压低于正常水平,又可通过负反馈控制使血压回升至正常水平。因此,负反馈的生理意义在于维持机体各种生理功能的相对稳定。

正反馈是指反馈信息与控制信息作用一致的反馈。反馈信息对控制部分有促进或加强作用,从而使受控部分的作用再加强。如排尿反射就是一种正反馈控制,在排尿过程中,排尿中枢发出控制信息,使膀胱逼尿肌收缩,将尿液排出体外;尿液进入后尿道时,又可刺激尿道感受器,反馈信息加强排尿中枢的活动,导致膀胱逼尿肌进一步收缩,如此反复,直到排尿过程终结。正反馈的意义在于使某种生理过程逐步加强,迅速达到并完成某种生理状态和水平。其他如射精、分娩、血液凝固等均为正反馈控制。

(柳海滨)

讨论与思考

1. 简述生命的基本特征。
2. 内环节境稳态的特点及其生理意义。
3. 比较神经调节和体液调节的特点。
4. 举例说明正负反馈及其意义。

第2章

细胞的基本功能

学习要点

1. 细胞膜的物质转运形式及特点
2. 静息电位和动作电位及其产生机制
3. 极化、去极化、超极化、复极化、阈电位的概念
4. 肌丝滑行的过程及兴奋-收缩耦联

细胞是人体和其他生物体的基本结构和功能单位,体内各种生理活动都是在细胞的基础上进行的。细胞功能的某些变化,也可影响机体的整体活动,因此,了解细胞的功能,有助于更好地认识整个机体的生命活动。细胞的功能涉及面广,本章只讨论细胞膜的基本功能、生物电现象及肌细胞的收缩功能。

第一节 细胞膜的基本功能

一、细胞膜的物质转运功能

一切细胞都被一层薄膜所包被,称为细胞膜或质膜。细胞膜主要由脂质和蛋白质组成。关于细胞膜的分子结构较公认的是"液态镶嵌模型"学说。该学说认为,液态脂质双分子层是细胞膜的基架,其中镶嵌着具有不同生理功能的蛋白质。细胞膜把细胞的内容物与细胞的周围环境分隔开来,使细胞能够独立于环境而存在,它既是细胞与环境之间的屏障,也是细胞接受外界或来自其他细胞影响的门户。细胞在不断进行新陈代谢的过程中,需要经常由环境中得到氧气和营养物质,并排出代谢产物,而这些物质的摄入与排出,都必须经过细胞膜的转运。

物质以何种方式通过细胞膜进行转运主要取决于以下几种因素:①物质分子质量的大小。②物质转运是顺浓度差(或电位差)还是逆浓度差(或电位差)。顺浓度差转运细胞不需要消耗能量,而逆浓度差转运需消耗能量。③物质是脂溶性还是水溶性。细胞膜对物质的转运有多种形式,现将几种常见的细胞膜物质转运形式介绍如下:

(一) 单纯扩散

脂溶性的小分子物质由细胞膜的高浓度一侧向低浓度一侧(顺浓度差)转运的过程,称为

单纯扩散。扩散的方向和速度取决于膜两侧该物质的浓度差和膜对该物质的通透性。浓度差大,通透性大,物质扩散就多;反之则少。扩散的最终结果是该物质在膜两侧的浓度差消失。机体内能通过细胞膜进行单纯扩散的物质很少,比较肯定的有 O_2、CO_2 气体分子以及脂溶性小分子物质如乙醚、乙醇、氯仿、脂肪酸等。

(二) 易化扩散

非脂溶性或脂溶性很小的小分子物质,在细胞膜蛋白质的"帮助"下,由细胞膜的高浓度一侧向低浓度一侧(顺浓度差或电位差)转运的过程,称为易化扩散。按细胞膜蛋白质作用特点的不同分为两种类型。

1. 以载体为中介的易化扩散　指依靠细胞膜上的载体蛋白质来完成物质跨膜转运的易化扩散,如葡萄糖、氨基酸、核苷酸等的转运。载体蛋白质在细胞膜高浓度一侧与被转运的物质相结合,然后通过其自身构形改变将该物质转运至膜的低浓度一侧。载体转运的特点是:①特异性,即一种载体蛋白质只能转运某一种具有特定化学结构的物质,如氨基酸载体只能转运氨基酸而不能转运葡萄糖。②饱和现象,因载体蛋白质的数量以及载体蛋白质上能与物质结合的位点数量是有限的,这决定了细胞膜转运该物质的能力也有一定限度,当超过这一限度后,再增加被转运物质的量并不能增加转运量。③竞争性抑制,即一种载体蛋白质对 A 和 B 两种结构相似的物质都有转运能力时,一种物质(A 或 B)浓度增加,将减少对另一种物质(B 或 A)的转运。

2. 以通道为中介的易化扩散　指依靠细胞膜上的通道蛋白质来完成物质跨膜转运的易化扩散,如溶液中的 Na^+、K^+、Ca^{2+}、Cl^- 等的转运。通道蛋白质犹如贯穿细胞膜内外的一扇"门",开放时允许某种物质顺浓度差或电位差通过,关闭时禁止该物质通过。"通道"的开放和关闭受两种因素控制:①由膜两侧电位差改变决定其开放和关闭的通道,称电压门控通道,对膜电位变化敏感。如神经纤维和肌细胞膜上的通道蛋白质(钠通道、钙通道、钾通道)多属此类。②由膜两侧化学物质浓度差改变决定其开放和关闭的通道,称化学门控通道,对化学物质浓度变化敏感。如突触后膜和运动终板上的通道蛋白质属于此类。膜两侧电位差改变及化学物质浓度差改变对通道功能的影响常在瞬间发生。当膜两侧电位差改变到某一临界值或受某种化学物质作用时,将出现某一通道蛋白质大量开放,使膜对该物质的通透性突然增加,膜上通道蛋白质的内部分子结构改变,形成一个"孔道",将被转运的物质顺浓度差或电位差运往膜的另一侧。

上述单纯扩散和易化扩散,物质均是顺浓度差或电位差而转运,物质转运过程中所需能量主要来自浓度差或电位差所蕴藏的势能,细胞不消耗能量,属于被动转运。

(三) 主动转运

在细胞膜上"泵"蛋白的帮助下,将离子或小分子物质逆浓度差或电位差进行的耗能跨膜转运的过程,称为主动转运。

泵是细胞膜上不同于通道或载体的另一种镶嵌蛋白质,具有特异性。按其所转运的物质种类可分为钠泵、钾泵、钙泵、碘泵等。在各种泵中最重要的是钠泵,它广泛存在于各类细胞膜上,在细胞生理活动中起重要作用。研究证实,钠泵是细胞膜上一种 Na^+-K^+ 依赖式 ATP 酶。当细胞内 Na^+ 浓度增高或细胞外 K^+ 浓度增高时,钠泵就被激活,钠泵被激活后可分解 ATP 获得能量,对 Na^+ 和 K^+ 同时进行逆浓度差转运,将细胞外 K^+ 运至细胞内,细胞内 Na^+ 运至细胞外,使 Na^+ 和 K^+ 在细胞膜两侧呈不均匀分布,因此钠泵又称钠-钾泵。主动转运的特点是物质逆浓度差或电位差进行跨膜转运,细胞需要消耗能量。主动转运是人体最重要的物质转运形式,细胞内外离子的不均匀分布和浓度差的存在,正是由于泵转运的结果(图2-1)。

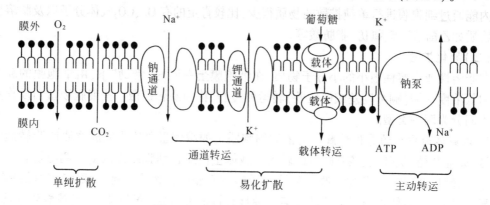

图2-1 细胞膜转运物质的几种形式

(四)入胞作用和出胞作用

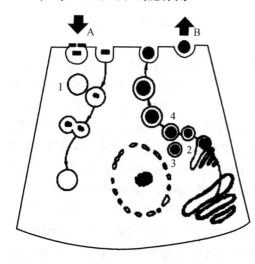

图2-2 入胞与出胞

A. 入胞;B. 出胞;1. 溶酶体;2. 粗面内质网;3. 高尔基复合体;4. 分泌颗粒

上面叙述的 3 种形式的物质跨膜转运,主要涉及小分子物质或离子。细胞膜对于一些大分子物质或物质团块是通过入胞和出胞的方式进行跨膜转运的,属于耗能的主动转运过程。

1. 入胞作用(胞吞) 入胞作用是指细胞外的大分子物质或物质团块进入细胞内的过程。若进入的物质为固体,称为吞噬;若进入的物质为液体,则称为吞饮。吞噬和吞饮过程相似,例如白细胞吞噬细菌,首先白细胞与吞噬的细菌接触,引起接触部位的细胞膜发生变形运动,使该处细胞膜内陷或伸出伪足包绕细菌,然后通过膜的融合和断裂将细菌移入细胞内,形成吞噬小体或吞噬小泡,溶酶体与之接触、融合,最后被水解消化(图2-2)。

2. 出胞作用(胞吐) 出胞作用是指细胞将大分子物质或物质团块由细胞内排出到细胞外的过程。如内分泌腺细胞将激素分泌到细胞外液中;神经细胞的轴突末梢将神经递质释放到突触间隙中等(图2-2)。

现将细胞膜的物质转运方式及特点归纳如下(表2-1)。

表2-1 细胞膜的物质转运功能

转运形式	转运方式	基本要点
被动转运	单纯扩散	①脂溶性小分子物质;②顺浓度差进出细胞膜;③跨膜扩散的速率取决于膜的通透性及膜两侧物质的浓度差;④不耗能

续表

转运形式	转运方式	基本要点
主动转运	易化扩散	①非脂溶性或脂溶性很小的物质;②借助于细胞膜上的载体蛋白质或通道蛋白质完成;③顺浓度差和(或)电位差进出细胞膜;④不耗能
	主动转运	①物质分子或离子;②需要泵蛋白的帮助才能完成;③逆浓度差和(或)电位差进行;④消耗能量
	胞吞与胞吐	①大分子物质或物质团块;②通过细胞膜运动来完成;③消耗能量

二、细胞膜的受体功能

细胞膜除可转运物质外,还具有接受信息、处理信息和发送信息的能力。现已证明,体内多数激素、神经递质和某些药物,并不能直接进入细胞,必须先与细胞膜上相应的受体结合,而后才能发挥其调节作用。

受体是指细胞膜或细胞内的一类特殊蛋白质,它们能选择性地与体液中某些化学物质相结合而产生一定的生理效应。存在于细胞膜表面的受体,称为细胞膜受体;存在于细胞膜内的受体称为细胞质或细胞核受体。其中细胞膜受体占绝大多数。受体的基本功能有两个方面:①具有识别和结合能力,能识别和结合体液中特殊的化学物质,从而保持细胞对特殊化学物质的高度敏感性和不受其他化学物质的干扰,使信息传递精确、可靠;②能转发化学信息,可激活细胞内许多酶系统产生生理效应。细胞间进行信息传递的化学物质来源于神经末梢释放的递质及内分泌腺分泌的激素,这些化学物质必须与受体结合后才能发挥其调节作用。

第二节　细胞的生物电现象

生物电现象是指生物细胞在安静状态和活动时伴有的电现象,简称生物电。生物电是普遍存在又十分重要的生命现象,是活细胞共有的特征之一。如临床上广泛应用的心电图、脑电图、肌电图等。生物电现象与细胞兴奋的产生和传导有着密切的关系。

细胞的生物电现象主要表现为两种形式:一是安静(未受刺激)时所具有的静息电位;二是受到刺激而兴奋时产生的动作电位。现以神经细胞为例来认识细胞的生物电现象。

一、静息电位及其产生原理

(一)静息电位的概念

静息电位(resting potential,RP)是细胞在安静状态下,存在于细胞膜两侧的电位差。测量方法是将示波器的两个电极置于安静细胞膜外任意两点,示波器上的光点均在零电位线上做水平扫描,说明细胞膜外表面各点之间不存在电位差(图 2-3A)。如果将一个电极刺穿细胞膜进入膜内,在电极尖端刚刚进入膜内的瞬间,示波器上的光点立即向下移动从零电位线降到一定水平并在此横向扫描(图 2-3B)。这表明安静时细胞膜内外两侧存在着电位差,且膜外电位高于膜内,若把膜外电位看作零,则膜内为负电位,因这一电位差是存在于安静细胞膜的两侧,故称为跨膜静息电位,简称为静息电位。

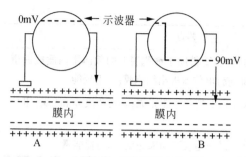

图 2-3 静息电位的测定

不同种类的细胞其静息电位值不同,哺乳类动物骨骼肌细胞的静息电位约为-90mV,神经纤维为-90~-70mV,平滑肌细胞为-60~-50mV,人的红细胞约为-10mV。同一组织细胞静息电位是相对稳定的,只要细胞未受外来刺激且保持正常的代谢状态,其静息电位就会维持在某一相对恒定的水平。

静息电位的大小通常以负电位的绝对值来表示。细胞安静时,膜两侧电位保持稳定的内负外正的状态,称为极化状态或极化。极化与静息电位都是细胞处于安静状态的标志。以静息电位为准,若膜内电位向负值增大的方向变化,称为超极化;若膜内电位向负值减小的方向变化,称为去极化;若细胞膜去极化后又向原来的极化状态恢复,称为复极化;若膜电位发生翻转,由静息时的内负外正变化为内正外负,称为反极化。从生物电方面来看,细胞的兴奋和抑制都是以极化为基础的,细胞去极化时表现为兴奋(或兴奋性增高),超极化时则表现为抑制。

(二)静息电位产生的原理

关于静息电位产生机制的"离子流学说"认为,生物电产生的前提条件是:①细胞膜内外的离子分布和浓度不同,正常时细胞膜外的 Na^+ 浓度和 Cl^- 浓度高于细胞膜内;而细胞膜内的 K^+ 浓度和蛋白质负离子(A^-)浓度高于细胞膜外。因此,Na^+ 和 Cl^- 有向膜内扩散的趋势;K^+ 和 A^- 有向膜外扩散的趋势。②细胞膜在不同生理状态下,对不同离子的通透性不同。细胞在安静时膜对 K^+ 的通透性较大,而对 Na^+ 等通透性较小或没有通透性。静息状态下,细胞膜内外主要离子分布及膜对离子的通透性如下(表 2-2)。

表 2-2　静息状态下细胞膜内外主要离子分布及膜对离子的通透性

主要离子	膜内离子浓度（mmol/L）	膜外离子浓度（mmol/L）	膜内外离子比例	离子流动趋势
Na^+	14	142	1：10	内向流
K^+	155	5	31：1	外向流
Cl^-	8	110	1：14	内向流
A^-（蛋白质）	60	15	4：1	不流动

在静息状态下,由于膜内外 K^+ 存在着浓度差以及膜对 K^+ 又具有较大的通透性,因而 K^+ 通道开放,部分 K^+ 顺电-化学梯度向膜外扩散,增加了膜外正电荷,虽然膜内带负电荷的蛋白质离子(A^-)有随 K^+ 外流的倾向,但因膜对 A^- 没有通透性,而被阻隔在膜的内侧面。随着 K^+ 不断外流,膜外的正电荷逐渐增多,膜外电位上升,膜内因正电荷减少而电位下降,于是在紧靠细胞膜的两侧便出现一个外正内负的电位差。这种电位差的存在,使 K^+ 继续外流时,既受到膜外正电荷的排斥又受到膜内负电荷的吸引,导致 K^+ 外流阻力增大。随着膜内外电位差的不断增大,K^+ 外流的阻力也在继续增大。最后,当促使 K^+ 外流的浓度差和阻止 K^+ 外流的电位差两种相互拮抗的力量达到平衡时,K^+ 的净外流停止,K^+ 通道关闭。此时,膜两侧内负外正的电位差将稳定于某一数值不变,此即 K^+ 的平衡电位,也就是静息电位。因此,静息电位主要是由

K^+ 外流所形成的电-化学平衡电位。

二、动作电位及其产生原理

(一) 动作电位的概念

细胞受到刺激而兴奋时,在静息电位的基础上发生一次快速的、可扩布性的电位变化,称为动作电位(action potential,AP)。

用图 2-3 中的装置继续进行观察。如果给予细胞一个有效刺激,这时可以看到示波器的光点在横向扫描的过程中,发生一次纵向波动形成一个曲线波,包括一个上升支和一个下降支。上升支为膜的去极化过程,此时膜内电位在短时间内由原来的 $-90 \sim -70mV$ 变为 $+20 \sim +40mV$,出现膜两侧电位倒转,由原来的内负外正变为内正外负,整个膜电位变化的幅度可达 $90 \sim 130mV$,其中膜内负电位由 $-70mV$ 迅速减小为 $0mV$ 直至消失的过程,称为去极化;膜内电位由 $0mV$ 变为 $30mV$ 的过程,称为反极化或超射。上升支在达到顶端后膜内电位迅速下降,并恢复到静息电位水平,构成动作电位的下降相,下降支表示膜的复极过程。神经纤维动作电位的上升支与下降支进行速度非常快,时程不超过 $2ms$,其电位波形呈尖锋形,称为锋电位。在锋电位完全恢复到静息电位水平之前,膜两侧还有微小的连续缓慢的电变化,称为后电位(图 2-4)。

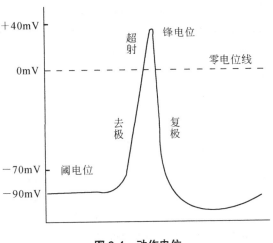

图 2-4 动作电位

(二) 动作电位的产生原理

1. 去极化过程　动作电位的产生也是由生物电产生的前提条件决定的。当细胞受到足够强度的刺激而兴奋时,膜对 Na^+ 通透性增大,对 K^+ 通透性减小,于是 Na^+ 通道开放。Na^+ 顺电-化学梯度迅速内流,膜内正电荷增多,负电位减小而产生去极化,甚至膜内电位比膜外电位高,形成了内正外负的反极化状态。由于 Na^+ 内流,膜内电位迅速升高,在膜的两侧形成一个内正外负的电位差。由于这种电位差的存在,使 Na^+ 的继续内流受到膜内正电荷的排斥和膜外负电荷的吸引,因而 Na^+ 内流阻力增大,内流量逐渐减少,当促使 Na^+ 内流的浓度差与阻止 Na^+ 内流的电位差所构成的两种相互拮抗的力量达到平衡时,Na^+ 的内流停止,Na^+ 通道关闭。此时膜电位为 Na^+ 的平衡电位,因此,动作电位的上升相是 Na^+ 内流所形成的电-化学平衡电位,也是膜由 K^+ 平衡电位转为 Na^+ 平衡电位的过程。

2. 复极化过程　Na^+ 通道的开放是短暂的,当上升相在接近 Na^+ 平衡电位时,膜上 Na^+ 通道关闭,对 Na^+ 的通透性迅速下降;与此同时,膜上 K^+ 通道开放,对 K^+ 的通透性增大。于是,K^+ 顺电-化学梯度迅速外流,使膜内电位又恢复到原来的内负外正的静息水平,而形成动作电位的下降相。动作电位下降相是 K^+ 外流所形成的电-化学平衡电位,也是膜由 Na^+ 平衡电位转变为 K^+ 平衡电位的过程。由于复极过程中 K^+ 外流的速度要比 Na^+ 内流的速度慢,因此,动作电位的下降相要比上升相所需要的时间长。

当复极化过程进行完毕后,此时膜内外电位虽已恢复至静息水平,但由于在形成动作电位

的过程中既有 Na^+ 内流,也有 K^+ 的外流,所以膜内外的离子分布浓度并未恢复到兴奋前的水平。因此,在每次兴奋后的静息期内,都有钠-钾泵被激活,将兴奋时进入膜内的 Na^+ 泵出,同时也将复极时逸出膜外的 K^+ 移入,恢复到兴奋前原有的离子分布状态。

重点提示

细胞生物电产生机制证明

生理科学家是如何证明静息电位和动作电位产生机制的呢?①通过改变细胞外液离子的浓度。如提高细胞外液 K^+ 浓度,使膜内外 K^+ 浓度差减小,观察到静息电位减小,这说明静息电位是 K^+ 外流形成的;又如降低细胞外液 Na^+ 浓度,使膜内外 Na^+ 浓度差减小,观察到动作电位的幅值减小,而静息电位未受影响,说明动作电位的由 Na^+ 内流形成的。②使用通道阻断的方法。如用四乙胺阻断 K^+ 通道,静息电位值发生变化;而用河豚毒阻断 Na^+ 通道,动作电位不能形成,而静息电位未受影响。这进一步证明了静息电位、动作电位的产生机制。

(三)动作电位的引起

1. **阈电位** 在可兴奋细胞,如神经细胞受到阈刺激或阈上刺激后,首先是受刺激部位细胞膜上 Na^+ 通道少量开放,出现 Na^+ 少量内流,使膜内负电位值减小而产生去极化。当去极化达到某一临界数值时,引起细胞膜上 Na^+ 通道大量开放,Na^+ 迅速内流而暴发动作电位。引起细胞膜上 Na^+ 通道突然大量开放的临界(膜电位)值,称为阈电位。任何刺激作用,只有当它使膜内负电位降到阈电位水平时才能引发动作电位。通常阈电位比静息电位小 $10\sim20mV$,如神经细胞的静息电位是$-70mV$,其阈电位约为$-55mV$。阈电位与静息电位差距的大小,决定着细胞兴奋性的高低。两者的差距越小,则兴奋性越高;两者的差距越大,则兴奋性越低。

2. **局部电位** 若给予细胞一个阈下刺激,细胞不能产生动作电位,但可以使受刺激细胞的局部细胞膜 Na^+ 通道少量开放,出现 Na^+ 少量内流,使静息电位数值减小,即发生轻度去极化。这种由阈下刺激所引起的局部电活动,称为局部反应或局部电位。局部电位的特点是:①具有等级性,即局部电位的幅度随刺激强度的增大而增大;②不能远传,即局部电位随传播距离的增大而迅速衰减;③可以总和,即多个阈下刺激引起的局部电位通过时间总和或空间总和达到阈电位水平时,可引起动作电位(图 2-5)。

(四)动作电位的传导

1. **传导原理** 动作电位在同一细胞膜由近及远地扩布,称为动作电位的传导。局部电流学说认为,当神经纤维的某一部位因受到足够强刺激而出现动作电位时,该处出现了膜两侧电位的暂时性倒转(即由静息时的内负外正状态变为内正外负的兴奋状态),因此,就在兴奋部位和邻近的静息部位之间出现了电位差,导致局部的电荷移动,膜外正电荷由静息部位移向兴奋部位,而膜内正电荷由兴奋部位移向静息部位,形成局部电流。这种局部电流又造成相邻静息部位的细胞膜产生局部去极化,当局部去极化达到阈电位时,就引发动作电位(图 2-6)。这一过程在神经纤维膜表面连续进行下去,就表现为兴奋在整个细胞的传导。动作电位在神经纤维上的传导又称为神经冲动。

2. **传导特点** 动作电位在神经纤维上传导的特点主要有:①不衰减性。动作电位传导时,电位幅度不会因传导距离增大而减小。②"全或无"现象。动作电位要么不产生(无),

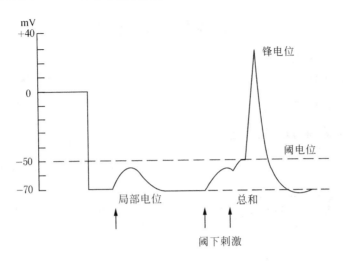

图 2-5　局部电位及其总和

一旦产生就是最大值(全),电位幅度不随刺激的强度增加而增大。③双向性。动作电位可从受刺激的部位向相反的两个方向同时传导。④绝缘性。在混合神经干内,每条神经纤维的兴奋传导能互不干扰地各自传导。⑤生理完整性。神经纤维在传导兴奋时,既要求结构完整,又要求功能完整,二者缺一不可。如切断或麻醉神经纤维均可使神经纤维丧失传导功能。⑥相对不疲劳性。神经纤维可在较长时间内,具有连续接受刺激和传导兴奋的能力。

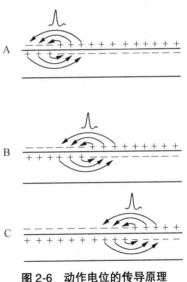

图 2-6　动作电位的传导原理

第三节　肌细胞的收缩功能

　　人体各种形式的运动都是通过肌细胞的收缩活动来完成的。如躯体运动、呼吸运动由骨骼肌的收缩来完成,心脏的射血活动由心肌的收缩来完成,一些空腔脏器如胃肠道、膀胱、子宫等的运动由平滑肌的收缩来完成。不同肌肉组织在结构和功能上虽各有特点,但收缩的基本形式和原理是相似的。现以骨骼肌为例来说明肌细胞的收缩功能。

一、骨骼肌的收缩原理

(一)肌丝的分子组成

每个肌细胞内含有上千条肌原纤维,其沿长轴呈现规则的明、暗交替,分别称为明带和暗带。暗带中央有一段相对较亮的区域,称为 H 带,H 带的中央,有一条暗线,称为 M 线。明带中央有一较暗的线,称为 Z 线。两个相邻的 Z 线之间肌原纤维,称为肌节。每条肌原纤维上有若干个肌节。肌节是肌细胞收缩的基本结构和功能单位,是由许多粗肌丝和细肌丝有规律地排列而成(图 2-7)。

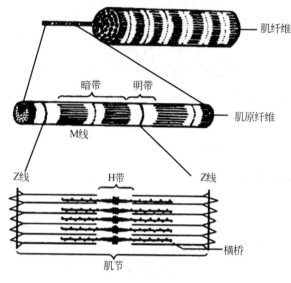

图 2-7 骨骼肌纤维逐级放大

1. 粗肌丝 由肌球蛋白(或称肌凝蛋白)组成。每个肌球蛋白分子可分为球头部和杆状部。杆状部朝向 M 线平行排列,构成粗肌丝的主干;球头部有规律地伸出粗肌丝表面,成为横桥。横桥具有两个与肌丝滑行有关的特性:①在一定条件下,横桥能与细肌丝的肌动蛋白分子呈可逆性结合,从而带动细肌丝滑向肌节中央。②横桥具有 ATP 酶的作用,在与肌动蛋白分子结合后,分解 ATP 提供肌丝滑行的能量(图 2-8)。

2. 细肌丝 由肌动蛋白(或称肌纤蛋白)、原肌球蛋白和肌钙蛋白组成。其中肌动蛋白分子构成细肌丝的主干,原肌球蛋白分子位于肌动蛋白与粗肌丝的横桥之间,能阻止肌动蛋白分子与横桥头部结合,称为位阻效应,在肌肉收缩过程中起调节作用。在每个原肌球蛋白分子上还结合有另一个调节蛋白,即肌钙蛋白。肌钙蛋白分子与 Ca^{2+} 有很高的亲和力,是 Ca^{2+} 的受体蛋白(图 2-8)。

(二)肌丝滑行学说

目前公认的骨骼肌收缩机制是肌丝滑行学说。该学说认为:肌纤维的收缩,并不是肌纤维中肌丝本身的缩短或卷曲,而是细肌丝在粗肌丝之间滑行的结果。也是在一定的 Ca^{2+} 浓度下,肌动球蛋白形成和解离的过程。肌丝滑行使肌节长度缩短,肌原纤维缩短表现为肌纤维的收缩。

当肌质中 Ca^{2+} 浓度升高时,Ca^{2+} 与肌钙蛋白结合,引起构型的改变,使原肌球蛋白发生位移,暴露出肌动蛋白分子上被原肌球蛋白掩盖的作用位点,于是位阻效应被解除,横桥便与肌动蛋白结合形成肌动球蛋白。横桥一旦与肌动蛋白结合,便激活 ATP 酶,分解 ATP,释放能量,使横桥发生扭动,牵拉细肌丝向粗肌丝内滑行,肌节缩短,出现肌肉收缩(图 2-9)。

当肌质中 Ca^{2+} 浓度下降时,Ca^{2+} 与肌钙蛋白分离,恢复原来构形,原肌球蛋白回到安静时的位置,产生位阻效应。此时,肌动球蛋白解离为肌动蛋白和肌球蛋白,细肌丝由粗肌丝内滑出,肌节恢复原来长度,出现肌肉舒张。

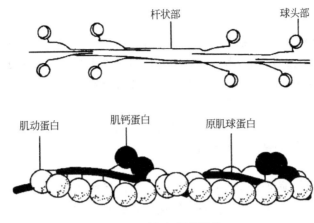

图 2-8　粗、细肌丝结构

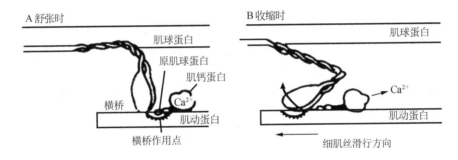

图 2-9　肌丝滑行分子模式

重点提示

骨骼肌舒张需要能量吗?

骨骼肌收缩和舒张过程都需要能量。如果能量供应不足,肌收缩无力,舒张也会受到影响。例如,人死后出现尸僵,就是因为 Ca^{2+} 通过终池膜漏出进入肌细胞质,使粗肌丝横桥与肌动蛋白结合,但由于没有新的能量供应,Ca^{2+} 不能泵回终池,横桥与肌动蛋白不能解离,肌肉持续收缩,出现尸僵。随着蛋白质的分解,这种现象在几天内消失。

(三)骨骼肌的兴奋-收缩耦联

肌细胞兴奋时,首先肌细胞膜出现动作电位,然后才引起肌细胞的机械收缩。把肌细胞的电兴奋与肌细胞的机械收缩衔接起来的中介过程,称兴奋-收缩耦联。骨骼肌的兴奋-收缩耦联过程包括以下几个环节:①肌细胞兴奋时,肌细胞膜的动作电位沿着横管系统传到三联体的终池。②三联体的电位变化,引起终池钙通道开放,Ca^{2+} 由终池释放进入肌质。③肌质内的 Ca^{2+} 浓度升高,促使 Ca^{2+} 与肌钙蛋白结合而触发肌丝滑行引起肌肉收缩。④神经冲动停止,终池膜上钙通道关闭,同时钙泵被激活,将肌质中的 Ca^{2+} 回收入终池,使肌质中的 Ca^{2+} 浓度降低,引起肌肉舒张。

重点提示

　　肌管系统是由两个不同走行方向而且互不相通的小管组成。一个为横管（又称 T 管），是与肌原纤维垂直的管道，由肌细胞膜在明暗带交界处或 Z 线附近向内凹陷形成，包绕每条肌原纤维，其内为细胞外液。当动作电位在肌细胞上进行传导时，可沿肌细胞膜传到横管。另一个为纵管（又称 L 管），是与肌原纤维平行的管道，也称肌质网。纵管两端靠近横管处的膨大部分，称为终池。终池内储存大量与肌肉收缩有关的钙离子，又称钙池。每一横管和它两侧的终池合称为三联体。

　　在机体内，骨骼肌收缩是受运动神经支配的。当神经冲动传到肌细胞时，引起肌细胞兴奋而产生动作电位，动作电位可沿着横管系统迅速传到肌细胞内部，直到三联体，使终池膜的蛋白构形发生变化，对 Ca^{2+} 的通透性大大增加，于是储存在终池内的 Ca^{2+} 便会顺浓度差被大量地释放进入肌质内，使肌质内的 Ca^{2+} 浓度升高，并迅速向细肌丝扩散，与肌钙蛋白结合，从而出现肌丝滑行引起肌肉收缩。

　　当神经冲动停止时，随着肌细胞膜及横管的膜电位复原，终池膜对 Ca^{2+} 的通透性降低，肌质内 Ca^{2+} 又被终池膜上"钙泵"重新摄回到终池内，以致肌质中 Ca^{2+} 浓度降低，肌钙蛋白和 Ca^{2+} 分离，从而出现肌丝滑行引起肌肉舒张。

　　上述可以看出，三联体是实现兴奋-收缩耦联的结构基础，Ca^{2+} 是兴奋-收缩耦联的耦联因子（图 2-10）。

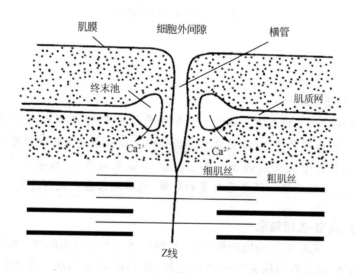

图 2-10　骨骼肌兴奋-收缩耦联过程

重点提示

影响神经-骨骼肌接头兴奋传递的因素

1. 影响神经末梢释放乙酰胆碱。例如,肉毒杆菌能选择性阻止神经末梢释放乙酰胆碱,引起神经-骨骼肌接头兴奋传递阻滞,患者出现肌肉麻痹。

2. 影响乙酰胆碱与终板膜胆碱能受体结合。例如,筒箭毒碱能与乙酰胆碱竞争终板膜胆碱能受体,阻断神经-骨骼肌接头兴奋传递。筒箭毒碱作为肌肉松弛剂,在外科手术麻醉中应用较多。重症肌无力症患者可能由于终板膜上受体比正常人少,使得肌肉难以兴奋,出现收缩无力甚至瘫痪。

3. 影响乙酰胆碱水解失活。例如,有机磷中毒可使胆碱酯酶失活,乙酰胆碱不能及时被水解,在接头间隙堆积,并持续作用于终板膜,使肌肉持续兴奋、收缩。所以有机磷中毒患者出现肌纤维颤动等一系列中毒症状。解磷定可恢复胆碱酯酶活性,是有机磷中毒的特效解毒药。破伤风杆菌代谢产物中有一种毒素能够破坏胆碱酯酶,引起肌肉持续兴奋、收缩。患者表现牙关紧闭、角弓反张。可用破伤风抗毒素和抗生素进行治疗。

二、骨骼肌的收缩形式

肌肉兴奋可引起收缩,但收缩的形式却表现不同。

(一)等长收缩和等张收缩

肌肉收缩按其长度和张力的变化可分为两种:①等长收缩是指肌肉收缩时,只有张力增加而长度不变;②等张收缩是指肌肉收缩时,只有长度缩短而张力不变。等长收缩和等张收缩与其负荷大小有关。

肌肉承受的负荷分为前负荷和后负荷两种。前负荷是指肌肉收缩前就加在肌肉上的负荷,它可以增加肌肉收缩的初长度(收缩前的长度),进而增强肌肉收缩力。后负荷是指肌肉收缩开始时才遇到的负荷,它能阻碍肌肉的缩短。在有后负荷的情况下,肌肉不能立即缩短而张力增加,出现等长收缩。当张力增加到超过后负荷时,肌肉缩短而张力不再增加,呈现等张收缩。

在机体内,骨骼肌收缩时,既改变长度又增加张力,属于混合形式。但由于机体内肌肉的功能特点和附着部位不同,在收缩形式上有所侧重,如咬肌收缩偏于等长收缩;眼外肌收缩偏于等张收缩。

(二)单收缩和强直收缩

整块骨骼肌或单个肌细胞受到一次短促而有效的刺激时,被刺激的肌细胞出现一次收缩过程(包括肌细胞的收缩与舒张),称为单收缩。肌肉受到连续有效的刺激时,出现强而持久的收缩,称为强直收缩。由于刺激频率不同,强直收缩又可分为不完全强直收缩和完全强直收缩两种。不完全强直收缩是新刺激落在前一个收缩过程的舒张期所形成的;完全强直收缩是新刺激落在前一个收缩过程的收缩期所形成的。强直收缩的收缩幅度比单收缩大,是各次机械收缩的融合(图2-11)。在机体内的各种骨骼肌收缩是以整块肌肉为单位进行的。由于支配骨骼肌的运动神经冲动是连续多个动作电位,因此体内骨骼肌收缩都是强直收缩。

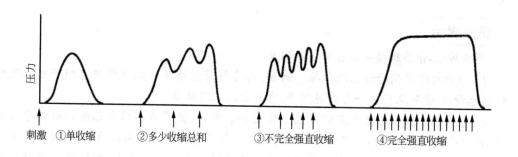

图2-11　骨骼肌的收缩形式

（吴丽萍）

讨论与思考

1. 细胞膜转运物质的常见形式有几种？各有何特点？
2. 何为静息电位、动作电位及其产生机制？
3. 动作电位在神经纤维上进行传导时具有哪些特点？

第3章

血　液

血液由血浆和血细胞组成,是一种流体组织,充满于心血管系统中,在心脏的推动下不断周而复始的循环流动。血液在维持机体内环境稳态中发挥重要作用。沟通体内各部分组织液、淋巴液以及与外环境之间进行物质交换。如果流经体内任何器官的血流量不足,均可能造成严重的组织损伤;人体大量失血或血液循环严重障碍,将危及生命。

第一节　血液的组成和理化特性

一、血量、血液组成及血细胞比容

(一) 血量

人体内血液的总量称为血量,是血浆量和血细胞量的总和。健康成年人的总血量占体重的 7%~8%,或相当于每千克体重 70~80ml,其中血浆量为 40~50ml。一个体重为 60kg 的成年人,其血量为 4.2~4.8L。人体血液约 90% 的血液在心血管中流动,称为循环血量;另有约 10% 的血液滞留在肝、脾、肺、肠系膜、皮下静脉等处,称为储存血量。机体在剧烈活动、情绪激动或大量失血等应急状态下,储存血量可以补充循环血量。血量的相对稳定是维持机体正常生命活动的重要保证。只有血量相对稳定才能使机体的血压维持正常水平,保证全身各器官、组织的血液供应。

(二) 血液的组成及血细胞比容

从浅表静脉抽出一定量的血液,经抗凝剂处理,置于比容管中,以 3000r/min 的速度离心

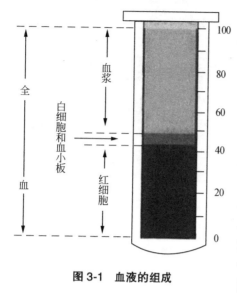

图 3-1 血液的组成

30min,由于血浆与血细胞的比重不同,离心后血液被分为 3 层(图 3-1)。上层浅黄色的液体为血浆,下层是深红色的红细胞,中间是一薄层不透明的白细胞和血小板。

血细胞在全血中所占的容积百分比,称血细胞比容。但是,除红细胞外,其他血细胞数量很少,常可忽略不计,故血细胞比容又称红细胞比容。因此一般可先测出红细胞总量后,再按红细胞在血液中所占容积的百分比来推算血液总量。我国成年人血细胞比容正常值,男性为 40%~50%,女性为 37%~48%,新生儿约为 55%。测得血细胞比容可反映全血中细胞数量和血浆容量的相对关系,如贫血可使血细胞比容降低,各种原因所导致的血液浓缩或严重脱水可使血细胞比容增高。

二、血液的理化特性

(一)颜色

血液的颜色取决于红细胞内血红蛋白的颜色,动脉血由于含氧合血红蛋白较多,呈鲜红色;静脉血含还原血红蛋白较多,呈暗红色。血浆因含少量胆红素,呈淡黄色。空腹时血浆清澈透明,进食后,摄入脂类食物,血浆因悬浮有脂蛋白微粒而浑浊,影响血浆中一些成分检测的准确性。因此,临床进行某些血液化学成分检测时,要求空腹采血以避免食物的影响。

(二)血液的比重

血液的比重为 1.050~1.060,血液中红细胞数越多则血液比重越大。血浆的比重为 1.025~1.030,血浆中蛋白质含量越多则血浆比重越大。

(三)血液的黏滞性

血液的黏滞性是由血液中血细胞、血浆蛋白等分子或颗粒之间的摩擦力形成的。血液的相对黏滞性是水的 4~5 倍。全血的黏滞性主要决定于所含的红细胞数量,血浆的黏滞性主要决定于血浆蛋白质的含量。严重贫血患者红细胞数减少,血液黏滞性降低;在人体内因某种疾病使微环境血流速度显著减慢时,红细胞可叠连或聚集成其他形式的团粒,使血液的黏滞性增大,血流阻力增加,影响循环的正常进行。

(四)血浆的 pH

健康人血浆的 pH 为 7.35~7.45。血浆 pH 主要决定于血浆中最重要的缓冲对,即 $NaHCO_3/H_2CO_3$ 的比值;红细胞缓冲对中最重要的是 KHb/HHb。一般酸性或碱性物质进入血液时,由于有这些缓冲系统的作用,对血浆 pH 的影响很小,特别是在肺和肾不断地排出体内过多的酸或碱的情况下,通常血浆 pH 保持稳定。若体内酸性或碱性物质产生过多,超过了血液缓冲对的缓冲能力时,血浆 pH 的变化则超过正常变动范围,将影响体内各种酶的活动,导致机体生理功能紊乱。如当血浆 pH 低于 7.35 时,称为酸中毒;高于 7.45 时,则称为碱中毒。如果血浆 pH 低于 6.9 或高于 7.8,将危及生命。

第二节 血 浆

一、血浆的成分及其作用

血浆是含有多种溶质的水溶液,1L 血浆中水占 90% ~92%,溶质占 8% ~9%。溶质主要为血浆蛋白、电解质、非蛋白有机物和一些气体。正常情况下,血浆各种成分的含量在一定范围内变动,保持相对恒定。但患病时,血浆中的某些化学成分含量则会高于或低于这一范围。因此,临床上对血浆成分的测定有助于对某些疾病的诊断。

(一) 水

水在血浆中占 90% ~92%。血浆中的营养物质、代谢产物均是溶解于水中而被运输,同时参与体温调节。

(二) 血浆蛋白

血浆蛋白是血浆中多种蛋白质的总称。主要包括白蛋白、球蛋白和纤维蛋白原,其中白蛋白/球蛋白的比值(A/G)为(1.5~2.5):1。它们的正常含量及主要生理作用如下(表 3-1)。

表 3-1　健康成年人血浆蛋白含量及主要生理作用

蛋白名称	标本类别	正常含量(g/L)	主要生理作用
白蛋白(A)	血清	35~55	(1)形成血浆胶体渗透压,维持血管内外水分平衡 (2)其分解产生的氨基酸可作为合成蛋白质的原料 (3)协助运输低分子物质和脂溶性物质 (4)缓冲血浆中可能发生的酸碱变化,保持血液 pH 的稳定。
球蛋白(G)	血清	20~30	(1)抵抗病原微生物和毒素,参与机体的免疫功能 (2)有利于脂类物质的运输;为某些激素和脂溶性维生素的运输所必需
纤维蛋白原	血浆	2~4	参与血液凝固

(三) 无机盐

血浆中的无机盐约占血浆总量的 0.9%,主要以离子状态存在,其中,阳离子以 Na^+ 为主,还有 K^+、Ca^{2+}、Mg^{2+} 等;阴离子主要是 Cl^-,还有 HCO_3^-、HPO_4^{2-} 等。这些离子在形成血浆晶体渗透压、维持酸碱平衡和神经肌肉兴奋性等方面都有重要作用。

(四) 非蛋白含氮化合物

血浆中除蛋白质以外的含氮化合物总称为非蛋白含氮化合物。包括尿素、尿酸、肌酸、肌酐、氨基酸、氨和胆红素等,这些物质中所含的氮称为非蛋白氮(NPN)。健康人血液中 NPN 含量为 14~25mmol/L,血中的 NPN 是蛋白质和核酸的代谢产物,主要通过肾排出体外。因此,测定血中 NPN 含量,可以了解体内蛋白质代谢状况和肾的排泄功能。

二、血浆渗透压

两种不同浓度的溶液被半透膜(有选择性的让水分子通过,而阻止比水分子大的颗粒通过)隔开,水分子从低浓度溶液向高浓度溶液中移动,直到浓度相等为止,这种现象称为渗透现象。渗透压是指溶液中的溶质颗粒保留和吸引水分子透过半透膜的力量。渗透压越大,保留和吸引水分子的能力就越强。渗透压是溶液的一种基本特征,其大小与溶质颗粒数目的多少呈正比,而与溶质的种类及颗粒的大小无关。

(一)血浆渗透压的形成和正常值

血浆渗透压由血浆晶体渗透压和血浆胶体渗透压两部分构成,正常值约为 708.9kPa 或 5330mmHg,其中血浆晶体渗透压占 99% 以上。血浆的晶体渗透压主要来自溶解于其中的晶体物质,如 NaCl、葡萄糖、尿素等,其中 80% 来自 Na^+ 和 Cl^-。由于血浆与组织液中晶体物质的浓度几乎相等,所以它们的晶体渗透压也基本相等。血浆胶体渗透压约为 3.3kPa 或 25mmHg,由血浆蛋白形成(以白蛋白为主)。由于组织液中蛋白质含量比血浆少,因此,组织液的胶体渗透压比血浆低。

(二)血浆渗透压的意义

由于红细胞膜和毛细血管壁是具有不同通透性的半透膜,因此,血浆晶体渗透压和胶体渗透压表现出不同的生理作用(图 3-2)。

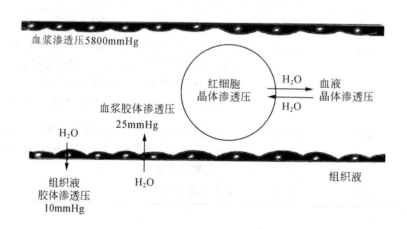

图 3-2 血浆渗透压的分类及生理作用

1. **血浆晶体渗透压的作用** 正常细胞膜内、外的渗透压基本相等,细胞膜允许水分子通过,不允许蛋白质通过,某些无机离子等也不易通过细胞膜,在细胞内外形成一定的浓度差,产生相对稳定的晶体渗透压,对维持细胞内外水分的平衡以及细胞的正常形态和功能起着重要作用。

临床常用的各种溶液的渗透压与血浆渗透压相等,称为等渗溶液,如 0.85% 或 0.9% 的 NaCl 溶液和 5% 葡萄糖溶液等。高于或低于血浆渗透压的则相应地称为高渗或低渗溶液。将正常红细胞悬浮于不同浓度的 NaCl 溶液中可看到:在等渗溶液中的红细胞保持正常大小和双凹圆盘形;在渗透压递减的一系列溶液中,红细胞内液的渗透压相对较高,水分被吸入红细胞内,红细胞逐步膨大并双侧凸起,甚至破裂,称为溶血;在高渗溶液中,高渗溶液的吸水力相对较强,红细胞内的水分将外渗而使红细胞发生皱缩。

2. 血浆胶体渗透压的作用 血浆与组织液中晶体物质的浓度几乎相等,所以它们的晶体渗透压也基本相等。由于血浆蛋白一般不易透过毛细血管壁,生理情况下,血浆蛋白浓度高于组织液中蛋白质的浓度,致使血浆胶体渗透压高于组织胶体渗透压,故血浆胶体渗透压可以吸引组织液中的水分子进入毛细血管,从而维持血浆流量的相对稳定。如肝、肾功能异常或营养不良引起机体血浆蛋白(主要是白蛋白)浓度降低,血浆胶体渗透压降低,液体滞留于血管外,导致组织水肿和血浆容量降低。因此,血浆胶体渗透压对调节毛细血管内外的水分的交换,维持正常血容量有重要作用。

第三节 血 细 胞

血细胞包括红细胞、白细胞和血小板三类细胞,它们均起源于造血干细胞。在个体发育过程中,造血中心不断迁移。由胚胎发育的早期的卵黄囊造血到第 2 个月开始肝、脾造血,最后,胚胎发育到第 5 个月以后,骨髓开始造血并逐渐增强。出生后,几乎完全依靠骨髓造血,但在造血需求增加时,骨髓外造血组织可再参与造血以补充骨髓功能的不足。因此,此时的骨髓外造血具有代偿作用。儿童到 4 岁以后,由于骨髓腔的增长速度已超过了造血组织增长的速度,多余的骨髓腔被脂肪细胞填充。到 18 岁左右,椎骨、肋骨、胸骨、颅骨和长骨近端骨骺处才有造血骨髓,可完全满足正常造血需要。

一、红 细 胞

(一)红细胞的形态、数量与功能

正常成熟的红细胞呈双凹圆盘形,无细胞核,细胞质内含大量的血红蛋白,直径为 $7\sim8\mu m$。

红细胞是血液中数量最多的细胞,我国成年男性红细胞正常值为 $4.5\times10^{12}/L\sim5.5\times10^{12}/L$,女性为 $3.8\times10^{12}/L\sim4.6\times10^{12}/L$,新生婴儿的红细胞数可达 $6.0\times10^{12}/L\sim7.0\times10^{12}/L$。红细胞内血红蛋白的含量,成年男性正常值为 $120\sim160g/L$,女性为 $110\sim150g/L$,新生儿为 $170\sim200g/L$。红细胞数量和血红蛋白浓度还会随生活环境、体质条件的不同而有一定的差异。如高原居民高于平原居民,经常参加劳动和体育锻炼的高于劳动少和不爱运动者。若血液中红细胞数量或血红蛋白含量低于正常值,则称为贫血。

红细胞的主要生理功能是运输氧气和二氧化碳,并能缓冲血液酸碱度变化。这些功能都是依靠血红蛋白实现的。一旦红细胞破裂溶血,血红蛋白逸出,将丧失其功能。

(二)红细胞生理特性

1. 红细胞的可塑变形性 红细胞的形状为双凹圆盘状,使表面积与体积之比较球形时大,有利于红细胞的可塑性变形。表面积与体积的比值越大,变形能力越大。红细胞在全身血管中循环运行,常要挤过口径比它小的毛细血管和血窦间隙,这时红细胞将发生卷曲变形,通过后又恢复原状,这种变形称为可塑性变形。衰老受损的红细胞和球形红细胞变形能力常降低。

2. 红细胞的渗透脆性 红细胞在低渗溶液中发生膨大、破裂和溶血的特性,称为红细胞的渗透脆性。将红细胞置于 0.9%NaCl 等渗溶液中,红细胞保持正常大小和形状,若将红细胞置于 0.6%~0.8% NaCl 的低渗溶液中,会膨大成球形但不破裂;若将红细胞置于 0.42% NaCl 溶液中时,开始有部分衰老的红细胞破裂溶血;若将红细胞置于 0.35% 及以下的 NaCl 溶液中时,则会全部破裂溶血。这一现象说明红细胞对低渗溶液具有一定的抵抗力,这种抵抗力大小用渗透脆性表示。红细胞的渗透脆性大,表明红细胞对低渗溶液的抵抗力小;反之,抵抗力大。生理情况下,衰老的红细胞对低渗盐溶液的抵抗力低,即渗透脆性大;而新生的红细胞抵抗力高,即渗透脆性小。测定红细胞渗透脆性有助于某些疾病的诊断,如遗传性球形红细胞增多症,红细胞渗透脆性增大。

3. 红细胞的悬浮稳定性　红细胞在血浆中保持悬浮不易下沉的特性,称为红细胞的悬浮稳定性。将与抗凝剂混匀的血液静置于一支玻璃管(如分血计)中,红细胞由于比重较大,将因重力而下沉,但正常情况下下沉十分缓慢。通常以红细胞在 1h 内下沉的距离来表示红细胞沉降的速度,称为红细胞沉降率,简称血沉。用魏氏法测定,正常男性的红细胞沉降率为 0~15mm/h,女性为 0~20mm/h。红细胞下降缓慢,说明它有一定的悬浮稳定性;红细胞沉降率愈小,表示悬浮稳定性愈大。

红细胞因比重较大而在血浆中下沉时,红细胞与血浆之间的摩擦则阻碍其下沉。在某些疾病发生时(如活动性肺结核、风湿热等),血浆中带正电的球蛋白、纤维蛋白原和胆固醇含量增多,会抵消红细胞表面的负电荷而使许多红细胞能较快地互相以凹面相贴,形成一叠红细胞,称为叠连,这一现象可使下沉加快。叠连形成的快慢主要决定于血浆的性质,而不在于红细胞自身。若将血沉快的患者的红细胞,置于健康人的血浆标本中,红细胞沉降率正常,反过来,若将健康人的红细胞置于患者的血浆标本中,则红细胞会迅速叠连而沉降加快。这清楚地说明促使红细胞发生叠连的因素在于血浆中。

(三)红细胞的生成与破坏

1. 红细胞的生成

(1)生成部位:在成年人,红骨髓是红细胞生成的唯一场所。骨髓造血功能正常是红细胞生成的前提条件。红细胞在红骨髓内发育成熟的过程中,细胞体积由大变小,细胞核也由大变小最后消失,细胞质中的血红蛋白从无到有,逐渐增多达到正常含量。造血过程,是红细胞的发育、成熟的过程,是一个连续的过程。首先是红骨髓内的造血干细胞分化形成红系定向祖细胞,红系定向祖细胞进一步分化形成原红母细胞,然后经过早幼红细胞、中幼红细胞、晚幼红细胞和网织红细胞的阶段,最终成为成熟的红细胞(图 3-3)。当骨髓受到某些药物(如抗癌药、氯霉素)、理化因素(如放射线、放射性核素)等的作用时,其造血功能受到抑制,出现全血细胞减少,称为再生障碍性贫血。

(2)造血原料:红细胞的主要成分是血红蛋白,铁和蛋白质是合成血红蛋白的基本组成成分,因而是重要的造血原料。通常饮食中蛋白质(如动物的肝、肾、瘦肉等)供应量能满足需要。造血原料不足可使血红蛋白合成减少而导致贫血:铁摄入不足、吸收利用障碍或慢性贫血,会导致机体缺铁,从而使血红蛋白合成减少,引起临床上常见的缺铁性贫血,其特点是红细胞中血红蛋白不足,体积减小,呈小细胞低色素性贫血。红细胞可优先利用体内的氨基酸合成血红蛋白,故单纯缺乏蛋白质而发生贫血的极为少见。但对贫血患者来说,也应补充质量较高的动物蛋白,如动物的肝、肾、瘦肉等。成年人每天需铁 20~30mg 用于红细胞生成。其中 95% 来自衰老红细胞在体内破坏后的"内源性铁",可以循环利用;其余 5% 由食物提供。儿童生长

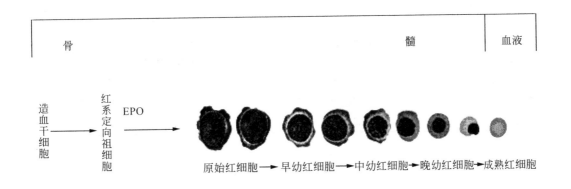

图 3-3　红细胞的生成过程

期、妇女月经期、妊娠期和哺乳期对铁的需求量增大,若摄入不足会导致缺铁性贫血。长期慢性失血使铁丢失过多,也会引起缺铁性贫血。此外,红细胞生成还需维生素 B_6、维生素 B_2、维生素 C 和维生素 E 以及微量元素钴、锌和铜等。

（3）成熟因子　在红细胞的分裂和成熟过程中,需要叶酸和维生素 B_{12} 的参与。叶酸是 DNA 合成酶的辅酶,维生素 B_{12} 可促进叶酸活化与利用。一旦缺乏,则导致 DNA 合成障碍,就会使红细胞发育停滞,引起大细胞性贫血(巨幼红细胞性贫血)。

2. **红细胞生成的调节**　红细胞的生成主要受促红细胞生成素和雄激素的调节。

（1）红细胞生成素（erythropoiet,EPO）:肾可释放红细胞生成素(一种糖蛋白),后者作用于骨髓红系定向祖细胞膜上的红细胞生成素受体,加速其增殖分化,使血液中成熟红细胞增加。组织缺氧是刺激红细胞生成的主要因素。当组织缺 O_2 时,可刺激肾合成和分泌 EPO 增加,使血中成熟红细胞增加,提高血液的运氧能力。当红细胞数量增加,机体缺氧得到缓解时,肾释放的促红细胞生成素也随之减少。高原居民、长期从事重体力劳动和体育锻炼的人,红细胞数量较多。严重肾疾病患者,可使 EPO 生成不足而出现肾性贫血。

（2）雄激素:雄激素能直接刺激骨髓造血组织,使红细胞生成增多,也能作用于肾,使其分泌促红细胞生成素增多,从而间接使红细胞生成增多。雌激素则有抑制红细胞生成的作用。因此,这可能是青春期以后男性红细胞的数目和血红蛋白含量均高于女性的原因。临床上可采用雄激素治疗骨髓造血功能降低所造成的贫血(再生障碍性贫血)。

3. **红细胞的破坏**　红细胞正常数量的维持是其不断生成与破坏达到动态平衡的结果。正常人红细胞的平均寿命约为 120d。成熟红细胞无核,不能合成新的蛋白质,故对其自身结构无法更新、修补。衰老或受损的红细胞的变形能力减退而脆性增加,在血流湍急处,脆性较大的红细胞可因机械撞击而破裂,在通过微小孔隙时,变形能力减退的红细胞容易滞留在脾、肝等处,90% 被巨噬细胞所吞噬。脾是衰老红细胞破坏的重要场所。脾功能亢进时,可使红细胞破坏增加,引起脾性贫血。各种原因引起贫血如下表(表 3-2)。

表 3-2　贫血的临床类型及发病机制

临床类型	红细胞生成和破坏过程	发病机制
再生障碍性贫血	生成部位	红骨髓造血功能障碍
缺铁性贫血	造血原料	体内铁缺乏
巨幼红细胞性贫血	成熟因子	缺乏叶酸和维生素 B_{12}
肾性贫血	红细胞生成调节	促红细胞生成素生成不足
脾性贫血	红细胞破坏	脾功能亢进

　　随着血细胞分析仪的广泛应用,Bessman 提出了根据 MCV/RDW 对贫血进行分类的方法,将贫血分为 6 种类型(表 3-3)。

表 3-3　贫血分类

MCV	RDW	分类	临床意义
减低	正常	小细胞均一性贫血	轻型 β-珠蛋白生成障碍性贫血
减少	正常	小细胞不均一性贫血	缺铁性贫血、铁粒幼细胞贫血
正常	正常	正细胞均一性贫血	慢性病性贫血、再生障碍性贫血、白血病
正常	升高	正细胞不均一性贫血	骨髓纤维化
升高	正常	大细胞均一性贫血	骨髓增生异常综合征、再生障碍性贫血
升高	升高	大细胞不均一性贫血	巨幼细胞性贫血、恶性贫血

　　注:MCV. 红细胞平均体积;RDW. 红细胞分布宽度。

二、白　细　胞

(一)白细胞的数量与分类百分比

　　白细胞是无色、有核的血细胞。健康成年人白细胞总数为 $(4.0 \sim 10.0) \times 10^9/L$,新生儿白细胞总数达 $(12.0 \sim 20.0) \times 10^9/L$。根据白细胞形态、功能和来源不同,可将其分为粒细胞、单核细胞和淋巴细胞三大类。粒细胞根据其胞浆颗粒的嗜色性质不同又分为中性粒细胞、嗜酸性粒细胞和嗜碱性粒细胞。白细胞分类百分比及生理功能如下表(表 3-4)。

表 3-4　血液中各种白细胞的正常值和主要生理功能

各类白细胞	百分比	绝对值($\times 10^9/L$)	主要生理功能
中性粒细胞	50~70	2.0~7.5	吞噬功能
嗜酸性粒细胞	0.5~5	0~0.7	抗寄生虫和抗变态反应
嗜碱性粒细胞	0~1	0~0.1	参与变态反应
单核细胞	3~8	0.1~0.8	组织吞噬细胞
淋巴细胞	20~40	0.8~4.0	特异性免疫反应
白细胞总数		4.0~10.0	

(二) 白细胞的生理功能

所有的白细胞都能做变形运动,凭借这种运动白细胞得以穿过血管壁,这一过程称作血细胞渗出。白细胞具有趋向某些化学物质游走的特性,称为趋化性。白细胞游走到这些物质的周围,把异物包围起来并吞入胞浆内,这称为吞噬作用。

1. 中性粒细胞 绝大部分的粒细胞属中性粒细胞。中性粒细胞在血管内停留的时间平均只有6~8h。在血管中的中性粒细胞,约有50%随血流循环,通常作白细胞计数只反映了这部分中性粒细胞的情况;还有50%则附着在小血管壁上。中性粒细胞的主要功能是吞噬和杀灭入侵的病原微生物及血液中衰老的红细胞。中性粒细胞处于机体抵御微生物病原体,特别是在化脓性细菌入侵的第一线。因此,临床上白细胞总数增多和中性粒细胞数量增多,往往表示可能为化脓性细菌急性感染。当血液的中性粒细胞数量减少,机体抵抗力将降低,发生感染的危险性增大。

2. 嗜碱性粒细胞 这类粒细胞的胞质中存在较大和碱性染色很深的颗粒。颗粒内含有肝素、组胺、过敏性慢反应物质。嗜碱性粒细胞释放的组胺和过敏性慢反应物质可使小血管扩张,支气管平滑肌痉挛,引起荨麻疹、哮喘等变态反应;肝素具有抗凝血作用。

3. 嗜酸性粒细胞 胞质内含有较大的、椭圆形的嗜酸性颗粒。这类白细胞也具有吞噬功能,限制嗜碱性粒细胞和肥大细胞引起的变态反应,参与对蠕虫的免疫反应。当有寄生虫感染、过敏反应等情况时,常伴有嗜酸性粒细胞增多。

4. 单核细胞 单核细胞吞噬作用较弱,在血液中停留2~3d后迁移到周围组织中,固定在组织中的单核细胞称为组织巨噬细胞,吞噬能力提高,吞噬各种病原微生物和衰老死亡的细胞,识别和杀伤肿瘤细胞。

5. 淋巴细胞 淋巴细胞分成T细胞和B细胞两类。在功能上T细胞主要与细胞免疫有关,B细胞则主要与体液免疫有关。

三、血小板生理

(一) 血小板的数量和形态

血小板是从骨髓中成熟的巨核细胞胞浆脱落下来的无核小块细胞,呈梭形或椭圆形,平均寿命7~14d。健康成年人血小板数为$100×10^9/L~300×10^9/L$,无明显性别差异。进食、剧烈运动、妊娠及缺氧可使血小板增多,女性月经期血小板减少。血小板数量超过$1000×10^9/L$,称血小板过多,易发生血栓;血小板数量少于$50×10^9/L$,称血小板减少,可产生出血倾向。

(二) 血小板的生理特性

1. 黏附和聚集 血小板与非血小板表面的黏着,称为血小板黏附。血管损伤后,流经此血管的血小板被血管内皮下组织表面激活,立即黏附于损伤处暴露的胶原纤维上。黏附一旦发生了,血小板的聚集过程也随即发生。聚集是指一些血小板相互粘连、聚合在一起的过程。

2. 释放和收缩 血小板受到刺激后,将其储存颗粒内的生物活性物质向外排放,这一过程称为血小板释放。血小板释放的ADP、血小板因子(尤其是血小板第Ⅲ因子)可使血小板聚集,形成血小板血栓,堵塞血管的破口;而血小板释放的5-羟色胺、儿茶酚胺可使小动脉收缩,有助于止血。血小板内的收缩蛋白发生收缩,使血块回缩变硬,牢固的堵塞破口,巩固止血过程。

3. 吸附 血小板表面可吸附血浆中多种凝血因子。当血管破裂时,随着血小板的黏附与聚集,受损部位的凝血因子浓度升高,有利于血液凝固和生理性止血。

(三)血小板的生理功能

1. 维持血管内皮的完整性 血小板对毛细血管内皮细胞有营养和支持作用,维持毛细血管正常通透性,使红细胞不易逸出的作用。用同位素标记血小板示踪和电子显微镜观察,可见血小板能附着于受损的毛细血管内皮,填补血管壁内皮脱落处的空隙,并融入毛细血管内皮细胞。由此表明,血小板对维持毛细血管内皮的完整性或对内皮细胞修复具有重要作用。临床上常见当血小板减少到 $50×10^9/L$ 以下时,由于患者的毛细血管壁通透性和脆性增加,微小的创伤或仅因血压升高就会使皮肤和黏膜下出现血瘀点,甚至出现大块紫癜,称为血小板减少性紫癜。

2. 参与生理性止血和血液凝固 小血管损伤后血液将从血管流出,对于健康人,通常经数分钟后出血自行停止,称为生理性止血。临床上用一个小撞针或注射针刺破耳垂或指尖使血液流出,然后测定出血到自然停止的时间,这一段时间称为出血时间(bleeding time,BT),其正常值为 1~4min。以此来判断生理性止血功能。血小板减少,出血时间即相应延长,这说明血小板在生理止血过程中有重要作用。生理性止血的过程是:首先,损伤刺激引起局部发生血管收缩反应,以缩小或封闭血管伤口,减缓血流,产生暂时性的止血效应,接着,血小板黏附、聚集,形成松软的止血栓以填塞伤口,最后,在血小板参与下促进血液凝固,即血浆中可溶的纤维蛋白原转变成不溶的纤维蛋白分子多聚体,并进一步使血块收缩,形成坚实的止血栓。血液流出血管至出现纤维蛋白细丝的时间称为凝血时间,其正常值为 2~8min(玻片法)。测定凝血时间,可以了解凝血因子是否缺乏或减少,凝血有缺陷时常可出血不止。

第四节 血液凝固与纤维蛋白溶解

一、血 液 凝 固

血液凝固是指血液由流动的液体状态变成不能流动的凝胶状态的过程,简称凝血。其实质是血浆中的可溶性的纤维蛋白原在凝血酶的催化下转变为不溶性的丝状纤维蛋白的过程。此过程是一系列复杂的酶促反应过程,需要十多种凝血因子共同参与,而最终形成的纤维蛋白则相互交织成网,把血细胞和其他血液的成分网罗在内,形成血凝块。

(一)凝血因子

存在于血浆与组织中直接参与凝血过程的物质统称为凝血因子。目前已知的凝血因子主要有 14 种,其中已经按《国际命名法》依照凝血因子被发现的先后次序按罗马数字编号的有 12 种,即凝血因子Ⅰ~ⅩⅢ;其中因子Ⅵ就是血清中活化的因子Ⅴa,故不再视为独立的凝血因子。剩下的两种未编号的是前激肽释放酶和高分子激肽原(表3-5)。这些凝血因子有以下特征。

(1)通常在血液中,凝血因子绝大部分是以无活性的酶原形式存在,如因子Ⅱ、Ⅸ、Ⅹ、Ⅺ、Ⅻ,必须被激活后才具有活性。被激活的因子,习惯上在原罗马数字的右下角标注"a",来表示为"活性型"凝血因子。如Ⅱa、Ⅻa 等。

(2)除因子Ⅲ存在于血管外组织细胞中,其余的因子均存在于血浆中。

(3)除因子Ⅳ(Ca^{2+})外,其余已知的因子均为蛋白质。

(4)大多数因子均在肝脏合成,其中Ⅱ、Ⅶ、Ⅸ、Ⅹ的合成需维生素K的参与,故这些因子又称依赖维生素K的凝血因子。如肝功能损害或维生素K缺乏,会因凝血功能障碍而发生出血倾向。

表3-5 国际命名法编号的凝血因子

因子编号	同义名	因子编号	同义名
Ⅰ	纤维蛋白原	Ⅷ	抗血友病因子
Ⅱ	凝血酶原	Ⅸ	血浆凝血激酶
Ⅲ	组织因子	Ⅹ	斯图亚特-帕劳因子
Ⅳ	钙离子	Ⅺ	血浆凝血激酶前质
Ⅴ	前加速素	Ⅻ	接触因子
Ⅶ	前转变素	ⅩⅢ	纤维蛋白稳定因子

(二)凝血的过程

血液凝固是凝血因子由按一定的顺序相继激活而形成凝血酶,使可溶性的纤维蛋白原在凝血酶的催化下转变成不溶性的纤维蛋白的过程。整个过程大致可分为三个连续的基本步骤(图3-4):①凝血酶原激活物(也称凝血酶原复合物)的形成;②凝血酶的形成;③纤维蛋白的形成。

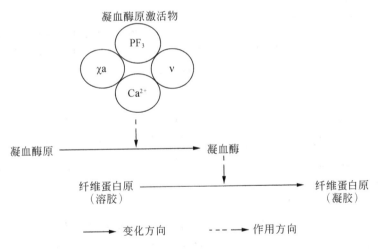

图3-4 血液凝固基本步骤

1. 凝血酶原激活物的形成 凝血酶原激活物不是一种单纯物质,而是一组复合物,是由因子Ⅹa、因子Ⅴ、Ca^{2+}和PF_3所形成的复合物的总称,根据起始点的凝血因子和激活物形成的途径不同,可分为内源性激活和外源性激活两条途径。但两条途径中某些凝血因子可以相互激活,两条途径间相互密切联系,并不各自完全独立存在(表3-6)。

(1)内源性激活途径:这个途经完全依赖存在血浆内的凝血因子参与,反应起始点的因子是从激活Ⅻ开始,直至激活因子Ⅹ的过程。具体过程是:当血管内皮细胞损伤后暴露内皮下胶原纤维(使血管内膜变粗糙)或与带有负电荷的异物表面(如玻璃、白陶土等),因子Ⅻ被激活为Ⅻa,而Ⅻa再激活前激肽释放酶使之成为激肽释放酶,后者又能反过来激活因子Ⅻ,通过这一正反馈过程可形成大量Ⅻa。Ⅻa再催化因子Ⅺ转变成Ⅺa,因子Ⅺa继而在因子Ⅳ(Ca^{2+})参与下,将因子Ⅸ激活为Ⅸa。而因子Ⅸa、Ⅷ以及Ca^{2+}三者结合在血小板磷脂(PF_3)表面形成复合物,共同催化因子Ⅹ激活为Ⅹa。该复合物中,Ⅷ是一种非常重要的辅助因子,它可使Ⅸa激活因子Ⅹ的速度加快20万倍。

临床上凝血因子缺乏的患者,多表现为凝血过程缓慢。如甲型血友病患者因为缺乏因子Ⅷ,乙型血友病患者因为缺乏因子Ⅸ,丙型血友病患者因为缺乏因子Ⅺ,受伤时可引起出血不止,导致出血性疾病。

(2)外源性激活途径:这个途经的起始因子是存在于血管外组织的组织因子(因子Ⅲ)。直至激活因子Ⅹ的过程。具体过程是:当组织损伤、血管破损时,受损组织释放出组织因子进入血液,入血后它与血浆中的Ca^{2+}和因子Ⅶ形成复合物,共同催化因子Ⅹ激活为Ⅹa。

被激活的因子Ⅹa与Ⅴ、Ca^{2+}三者结合在血小板磷脂(PF_3)表面形成一个复合物即凝血酶原激活物。

机体正常情况下,单纯的由外源或内源性激活途经引起的凝血情况是不存在的,往往是两种途经同时存在,两者密切联系,相互促进,共同完成凝血过程。

表3-6 内源性激活途径和外源性激活途径的相同点和不同点

凝血酶原激活物的形成	内源性激活途径	外源性激活途径
不同点	参与的凝血因子全部来自血液内 始动的因子是凝血因子Ⅻ	有来源于血管外的组织因子参加始动 的因子是凝血因子Ⅲ
相同点	共同催化因子Ⅹ激活为Ⅹa	

2. 凝血酶的形成 因子Ⅱ,即凝血酶原,其自身没有活性,要在内源性途径或外源性途径形成的凝血酶原激活物的催化下转变成为具有活性的凝血酶Ⅱa。凝血酶是一个多功能的凝血因子,主要作用是催化纤维蛋白原(因子Ⅰ)转变为纤维蛋白(因子Ⅰa)。此外,凝血酶尚能促进血小板磷脂的释放以及增强因子Ⅷ和因子Ⅴ的活性,即有正反馈作用,加快凝血过程的速度。

3. 纤维蛋白的形成 凝血酶在Ca^{2+}共同作用下能够迅速将纤维蛋白原激活为纤维蛋白单体。同时,在Ca^{2+}的参与下,凝血酶还能激活因子ⅩⅢ使之成为ⅩⅢa,ⅩⅢa使形成的纤维蛋白单体变为牢固的不溶性的纤维蛋白多聚体,后者则交织成网,把血细胞网罗其中形成血凝块,至此凝血过程全部完成(图3-5)。

在上述凝血过程中,应当强调的是:①凝血是一系列复杂的酶促连锁反应,一旦触发,所有凝血因子就会相继连续激活,迅速进行下去,并逐级放大,如"瀑布"一样使整个凝血过程完成,直到血液凝固;同样道理,如果任何一个环节受阻,整个凝血过程就会停止。②Ca^{2+}在多个凝血环节中起重要作用,若除去血浆中的Ca^{2+},则血液凝固不能进行。临床上常用柠檬酸钠(枸橼酸钠)或草酸盐作为体外抗凝剂,以除去血浆中的Ca^{2+},而达到抗凝的目的。

凝血时间是指自血液流出血管外至出现纤维蛋白丝所需的时间。临床上用试管法测出

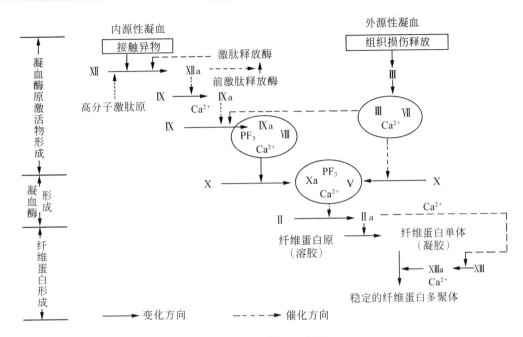

图 3-5 血液凝固过程

正常人的凝血时间为 5~15min。血液发生凝固后,静置 1~2h 或用离心机离心,血凝块又发生回缩,并析出一些清澈淡黄色的液体,这些液体称为血清(serum)。血浆与血清的主要区别是血清中缺乏纤维蛋白原和在血液凝固过程中被消耗掉的某些凝血因子,故血清不能再发生凝固。

(三)抗凝因素

正常情况下,血管内皮完整,血管内血液能保持流体状态而不发生凝固。在有损伤发生时,血液凝固也仅限于受损血管的局部,原因在于血液中存在多种抗凝物质。

体内存在丝氨酸蛋白酶抑制物、蛋白质 C 系统、组织因子途径抑制物和肝素等多种抗凝物质。其中最重要的抗凝物质是抗凝血酶Ⅲ和肝素。

1. 抗凝血酶Ⅲ 主要由细胞和血管内皮细胞合成,抗凝血酶Ⅲ分子上的精氨酸残基能与因子Ⅱa、Ⅸa、Ⅹa、Ⅺa、Ⅻa 活性中心上的丝氨酸残基结合而使之失活,从而阻断凝血过程。

2. 肝素 肝素是一种酸性黏多糖,主要由肥大细胞和嗜碱性粒细胞合成。肝素能大大增强抗凝血酶Ⅲ的抗凝作用,使抗凝血酶Ⅲ与凝血酶的亲和力增强约 100 倍,可使凝血酶迅速失活,另一方面,肝素使抗凝血酶Ⅲ对因子Ⅸa、Ⅹa、Ⅺa、Ⅻa 的抑制作用也大大增强。此外,肝素还能阻止血小板的黏附、聚集和释放反应,从而抑制凝血过程。肝素可用于体内和体外抗凝,临床上把它作为一种抗凝剂广泛应用于防治血栓性疾病。

(四)影响血液凝固的因素

在临床实际工作中,常采取一些措施,加强、延缓或防止血液凝固的发生,以协助疾病的诊断和治疗。影响血液凝固的主要因素有以下几个(表 3-7):

1. 接触面的粗糙情况 如外科手术时,使用温热纱条或明胶海绵压迫伤口止血,就是利用粗糙面,加速因子的激活和血小板黏附聚集。相反,将血液置于光滑表面(如涂有液状石蜡的玻璃管),可延缓血液凝固。

2. 温度　利用温热来提高酶的活性,加速酶促反应,促凝血加速而止血。

3. 维生素K　因子Ⅱ、Ⅶ、Ⅸ、Ⅹ均在肝脏合成,并依赖维生素K的参与。因此,为防止患者在手术中出现大出血,常在术前注射维生素K,以促进肝脏大量合成凝血酶原等凝血因子,起到加速凝血的作用。

表3-7　影响血液凝固的因素

影响因素	加快或促凝	减缓或抗凝
接触面	粗糙	光滑
温度	适当加温	低温
化学物质	维生素K	草酸盐、柠檬酸钠、肝素

二、纤维蛋白溶解

纤维蛋白被降解液化的过程称为纤维蛋白溶解,简称纤溶。纤溶对防止血管内凝血过程过度发生及血栓形成,保障血管内血流通畅,损伤组织的供血与修复具有重要意义。体内的纤溶过程可分为纤溶酶原的激活和纤维蛋白、纤维蛋白原的降解两个阶段。

(一)纤溶酶原的激活

纤溶酶原是主要在肝、骨髓、嗜酸性粒细胞和肾中合成的一种单链糖蛋白,无活性,需经各种纤溶酶原激活物的激活后成为有活性的纤溶酶。纤溶酶原激活物按其来源的不同主要分为三类。

1. 血管内激活物　由血管内皮细胞合成和释放入血液。

2. 组织激活物　主要包括由损伤组织和血管内皮细胞合成的组织型纤溶酶原激活物和由肾小管上皮细胞合成的尿激酶。以子宫、前列腺、甲状腺、淋巴结、卵巢和肺等组织中含量最高。因此,这些部位手术后伤口易渗血。

3. 活化的Ⅻ　可使血浆中无活性的前激肽释放酶激活成激肽释放酶,后者能使纤溶酶原激活转变为纤溶酶。可见,凝血系统被激活的同时,纤溶系统也被激活,这一情况对维持血凝和纤溶之间的动态平衡有一定的意义。

(二)纤维蛋白、纤维蛋白原的降解

纤溶酶是一种活性很强的蛋白酶,通过其水解作用,可将纤维蛋白和纤维蛋白原降解为可溶性的纤维蛋白降解产物(FDP)。纤维蛋白降解产物一般情况下不再发生凝固,其中一部分还有抗凝血的作用。

(三)纤溶抑制物及其作用

人体存在许多可以抑制纤溶过程的物质,统称为纤溶抑制物。按其作用机制可分为两大类:一类是抗活化素,能够抑制纤溶酶原的激活;另一类抗纤溶酶,通过与纤溶酶结合成复合物并使其失活。

纤溶系统和凝血系统是两个既对立又统一的功能系统,正常情况下,两者处于动态平衡状态,既保证出血时能有效止血,又能疏通血管,维持血流的正常运行。若两者平衡被破坏,则会引起机体凝血功能异常。如凝血过强或纤溶过弱,易形成血栓;反之,纤溶过强或凝血过弱,易

发生出血倾向。

第五节 血型与输血原则

血型是指血细胞膜上特异性抗原的类型。目前已经发现的人类血型有红细胞血型、白细胞血型和血小板血型。通常所说的血型指的是红细胞血型系统。而红细胞血型本身又分为许多个血型系统,国际输血协会认可的有 23 个,如 ABO、Rh、P 等血型系统。目前已知,除血细胞有血型外,一般组织细胞也有"血型",而且这种血型抗原物质还能以可溶形式存在于唾液、精液、乳液、尿液和汗液中。学习和掌握血型的鉴定和输血的原则,对于指导今后临床工作中输血的正确实施,避免发生危及生命的严重的输血反应具有重要意义。同样,在人类学、法学领域的研究中也具有非常重要的意义。其中与临床关系密切的是 ABO 血型系统和 Rh 血型系统。

一、ABO 血型系统

(一)ABO 血型系统的分型依据

ABO 血型系统是根据红细胞膜表面所含特异性 A 抗原(凝集原)和 B 抗原(凝集原)的情况将血型分为四型。如红细胞膜上只含 A 凝集原,则该血型为 A 型;如红细胞膜上只含有凝集原 B 则该血型为 B 型;如红细胞膜上既含有凝集原 A 又含有凝集原 B 则该血型为 AB 型;如红细胞膜上两种凝集原都不含则该血型为 O 型。

血清中存在天然凝集素(抗 A 凝集素、抗 B 凝集素)。不同血型的血清含有不同的凝集素,但不会含有对抗自身红细胞膜上所含凝集原的凝集素。A 型血清含抗 B 凝集素,B 型血清含抗 A 凝集素,AB 型血清不含有抗 A、抗 B 凝集素,O 型血清同时含有抗 A、抗 B 凝集素(表3-8)。相应的凝集原凝集素相遇会发生红细胞凝集反应,导致溶血。

表 3-8 ABO 血型系统的凝集原和凝集素

血型	红细胞上凝集原(抗原)	血清中凝集素(抗体)
A	A	抗 B
B	B	抗 A
AB	A 和 B	无
O	无	抗 A 和抗 B

(二)ABO 血型与输血

当红细胞膜上的凝集原与其对应的凝集素相遇时,可发生抗原-抗体反应。红细胞被抗体凝集成一簇簇不规则细胞团的现象,称为凝集反应。当不同血型的血液相互输注时,即可在血管内发生凝集反应。这些凝集成簇的红细胞会堵塞毛细血管,在补体参与下,红细胞破裂溶血,大量血红蛋白溢出,可出现血红蛋白尿,血红蛋白在肾小管内遇酸凝固,会堵塞、损坏肾小管引起急性肾衰竭。

(三)交叉配血试验

从理论上讲,O 型血红细胞膜上不含 A、B 凝集原,其红细胞不会被受血者的血清所凝集,

曾被认为是"万能输血者",而 AB 型血由于血清中不含抗 A、抗 B 凝集素,不会凝集供血者的

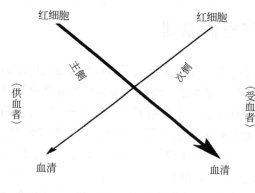

图3-6 交叉配血试验

红细胞,则可接受任何血型者的供血,被称为"万能受血者"。但是,因为各类血型还存在亚型,所以在输血前不管是否是同型输血都必须进行交叉配血试验。交叉配血试验分为主侧配血和次侧配血(图 3-6)。主侧配血即供血者的红细胞混悬液和受血者的血清相混合;次侧配血即受血者的红细胞混悬液与供血者的血清相混合。配血可出现 3 种结果:若主侧和次侧配血均无凝集反应,可以进行输血;若主侧配血有凝集反应,则绝对不能输血;如果主侧配血无凝集反应,而次侧凝集,见于"异型输血",只有在应急情况下进行,可进行一次不超过 300ml 的少量输血,且输血时要"一少二慢三勤看"。

随着医学和科学技术的进步,目前输血疗法已经从原来的输全血发展到成分输血,所谓成分输血就是依据病情需要输入相关的血液成分,即患者"需要什么就输什么"。如红细胞、粒细胞、血小板和血浆等。成分输血是目前临床常用的输血类型。优点为:一血多用,节约血源,针对性强,疗效好,副作用少,减少输血引起的不良反应,最大程度利用血液资源。

二、Rh 血型系统

(一) Rh 血型系统的分型与特点

Rh 血型系统是人类红细胞膜表面与 ABO 血型系统的凝集原同时存在的另一类血型系统,最早在恒河猴(Rhesus monkey)的红细胞上发现,取其学名的前两个字母,命名为 Rh 凝集原。现已发现与临床密切相关的 Rh 凝集原有 C、c、D、E、e 五种凝集原,其中以 D 凝集原的抗原性最强。因此,凡红细胞膜表面含有 D 抗原者称为 Rh 阳性,没有 D 抗原的则称为 Rh 阴性。

人类的血清中不存在能与 Rh 抗原起反应的抗 Rh 的天然抗体。只有 Rh 阴性血液的人在接触了 Rh 阳性的血液后,通过其体液免疫在血清中可产生相应的抗 Rh 的抗体,以 IgG 为主。

(二) Rh 血型系统的临床意义

在我国 Rh 血型的分布具有明显的种族差异,汉族和其他大部分少数民族的人群中,99% 的人属 Rh 阳性血型,而属 Rh 阴性血型的人仅占 1% 左右。在某些少数民族中,Rh 阴性血型的人比例较高,如苗族为 12.3%,塔塔尔族为 15.8%,布依族和乌孜别克族为 8.7%。因此,在这些少数民族聚集地从事临床工作者应对 Rh 血型的鉴定予以重视并在输血时予以关注。

1. 输血反应　Rh 阴性者第一次接受 Rh 阳性供血者的血液时,不会发生凝集反应,但通过体液免疫使 Rh 阴性受血者的血清中产生抗 D 抗体。当 Rh 阴性者第二次接受 Rh 阳性供血者的血液时,可产生红细胞凝集反应,导致输血反应而溶血。

2. 母婴血型不合　Rh 阴性血型的母亲在第一次妊娠期时,若胎儿为 Rh 阳性血型,胎儿红细胞或 D 抗原因为某种原因进入母体后(如在分娩时,胎盘剥离过程中可能有胎儿红细胞进入母体),可刺激母体产生抗 D 抗体。若再次妊娠时,胎儿仍为 Rh 阳性血型,母体的抗 D 抗体则可通过胎盘进入胎儿体内,可使 Rh 阳性血型的胎儿发生严重的新生儿溶血,甚至导致胎儿死亡。因此,Rh 阴性血型的母亲在生育第一胎后,应及时常规注射特异性抗 D 免疫球蛋

白,中和进入母体的 D 抗原,以防止 Rh 阴性血型母体致敏。

三、输 血 原 则

输血的根本原则主要考虑供血者的红细胞不被受血者的血浆中的抗体所凝集,即避免相应的凝集原凝集素相遇发生凝集反应,故输血时首选同型输血。输血时应遵循尽量同型输血和每次输血前必须要进行交叉配血试验的原则。

(李　丹)

讨论与思考

1. 简述血液的理化特性。
2. 血浆晶体渗透压和血浆胶体渗透压分别由哪些物质形成?各有何生理作用?
3. 简述血液凝固的基本过程。
4. ABO 血型系统是如何分型的?如何防止输血反应?

第 **4** 章

血 液 循 环

学习要点

1. 心动周期与心率的关系
2. 心脏泵血功能及其评价
3. 心肌细胞电、生理特性
4. 动脉血压及其影响因素,静脉血压特点及影响静脉回流的因素
5. 微循环血流通路及基本功能
6. 心血管的神经支配及其作用,颈动脉窦、主动脉弓压力感受性反射及其生理意义
7. 肾上腺素、去甲肾上腺素对心血管功能的调节

循环系统由心脏和血管构成,前者是动力装置,后者是血液流通的管道。在心脏的动力驱动下,血液在心血管内沿一定方向周而复始地流动,称为血液循环。血液循环途径包括体循环和肺循环,在心脏动力和心瓣膜规律启闭的作用下,由体、肺循环相互连接,构成了一个完整的循环体系(图 4-1)。

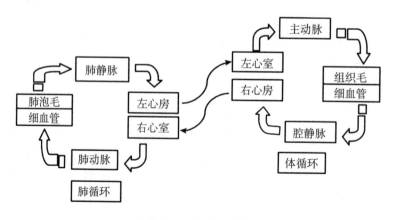

图 4-1　完整的循环体系

血液在完整的循环体系环流不息,完成了物质运输、体液调节和免疫防御等功能,并且循环功能在神经和体液因素的调节下,经常适应人体功能的变化而进行调整。循环功能障碍,机体的新陈代谢将不能正常进行。

第一节　心　脏　生　理

一、心脏的泵血功能

心脏是血液循环的动力泵,具有泵血功能。心脏由左、右两个心泵组成,右心将血液泵入肺循环,左心则将血液泵入体循环各个器官。心脏的泵血活动是由心肌的生理特性决定的,在功能上左、右心房是一个合胞体,左、右心室是另一个合胞体。由于房、室收缩不同步,保证了心房与心室泵血的顺序性和有效性。

(一)心率与心动周期

1. 心率　单位时间内(每分钟)心脏跳动的次数称心跳频率,简称心率。健康成年安静状态下的心率为60~100次/分,平均为75次/分。

心率有明显个体差异,并受年龄、性别及其他生理因素的影响。婴幼儿心率较快,新生儿可达130次/分以上,随年龄增长而逐渐减慢,至15~16岁时接近成年人水平;老年人平时心率较慢;成年女性较男性心率稍快;同一个体在休息或睡眠时心率较慢,运动时或情绪激动时较快。这些均为心率生理性变异。健康人心跳节律(心律)是规整的。

2. 心动周期　心房或心室每收缩和舒张一次,构成的机械活动周期,称为心动周期。心脏每一心腔的心动周期均包括收缩期和舒张期。通常所说的心动周期是指心室活动周期而言。正常心脏的活动是由一连串的心动周期组合而成,故心动周期是心脏机械活动的基本单位,并且在心动周期中左、右心房或左、右心室的活动是一致的,即几乎同时收缩或同时舒张。

心动周期的长短取决于心率,若以成年人平均心率75次/分计算,则心动周期历时0.8s。其中心房收缩期为0.1s,舒张期为0.7s;心室收缩期为0.3s,舒张期为0.5s。在心室舒张开始至下次心房收缩之前,整个心脏都处于舒张状态,故称全心舒张期,历时0.4s(图4-2)。

无论心房或心室,收缩期均短于舒张期。心率增快时,心动周期持续时间缩短,收缩期及舒张期均缩短,但后者缩短显著;反之,亦然。由于推动血液流动的力量主来自心室舒缩活动,故临床常把心室收缩期和舒张期作为心脏的收缩期和舒张期,简称心缩期和心舒期(图4-2)。

(二)心脏泵血过程

学习心脏的泵血功能,需要弄清以下三个问题:①血液在心脏内单一方向的流动是怎样实现的?②压力很低的静脉血液是怎样返回心脏的?③动脉内压力较高,心脏是怎样把血液射入动脉的?在心脏泵血过程中,左右心室活动基本是一致的。心脏的泵血包括心室射血和充盈两个过程。下面以左心室为例来讨论心动周期中心室的充盈和射血过程(图4-3)。

1. 心室收缩期与射血过程　心脏的射血是指血液由心室射入大动脉的过程,发生于心缩期。

(1)等容收缩期:左心房收缩完毕进入舒张期,即可左心室开始收缩,室内压迅速升高,当室内压超过房内压时,心室内的血液推动二尖瓣关闭;左心室继续收缩,室内压继续升高,但未

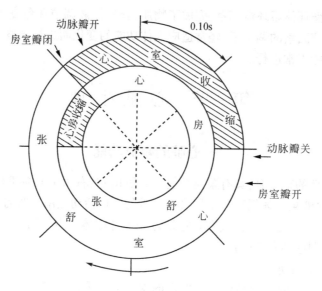

图4-2 心动周期及时相划分

高于主动脉压之前,主动脉瓣仍然关闭状态。这段时期内,二尖瓣和主动脉瓣均处于关闭状态,心室内无血液流动,心室血液容积并不改变,故称等容收缩期,约持续0.05s。

(2)快速射血期:等容收缩期末,心室肌继续收缩,室内压力持续上升,当室内压超过主动脉压时,血液推开主动脉瓣,顺左心室与主动脉之间的压力梯度迅速射入压力较高的主动脉,心室容积迅速缩小,称为快速射血期,历时约0.10s。此期射血量约为总射血量的70%。

(3)减慢射血期:快速射血期之后,因大量血液射入主动脉而压力升高,心室肌收缩力量和室内压开始减小,射血速度减慢,称减慢射血期。此期历时约0.15s,射血量约为总射血量的30%。此时室内压已略低于主动脉压,但心室射出血液形成较大的动能,心室血液仍可依其惯性继续射入主动脉。

2. 心室舒张期与充盈过程 心室充盈是指血液由静脉回流经心房入心室的过程,发生于心舒期。心室充盈绝大部分时间处于全心舒张期,小部分时间处于房缩期。

(1)等容舒张期:左心室开始舒张后室内压迅速降低,当室内压低于主动脉压时,动脉内血液推动主动脉瓣关闭;左心室继续舒张,室内压继续降低,但未低于房内压之前,二尖瓣仍处于关闭状态。这段时期内主动脉瓣和二尖瓣均处于关闭状态,心室内亦无血液流动,心室容积不变,称为等容舒张期,持续0.06~0.08s。

(2)快速充盈期:等容舒张期末,左心室继续舒张,室内压持续下降,当室内压低于房内压时,二尖瓣开放,依据房室压力差,血液自压力较低的静脉经心房快速流入心室,心室容积迅速增大,称为快速充盈期,历时0.11s。此期是心室充盈的主要阶段。

(3)减慢充盈期:快速充盈期之后,随着心室内血液的充盈,心室与心房、大静脉之间的压力差逐渐减小,血液流入心室的速度减慢,心室容积继续增大;之后心房收缩使房内压再度升高,将心房内血液进一步挤入心室,心室容积进一步增大,直至下次心室收缩。此期称为减慢充盈期,历时0.33s(含房缩期0.1s)。

心房收缩期与心室舒张的最后0.1s重叠,属于减慢充盈期的最后阶段。心室充盈的70%

来自全心舒张期心室舒张的"抽吸"作用,30%来自房缩作用。

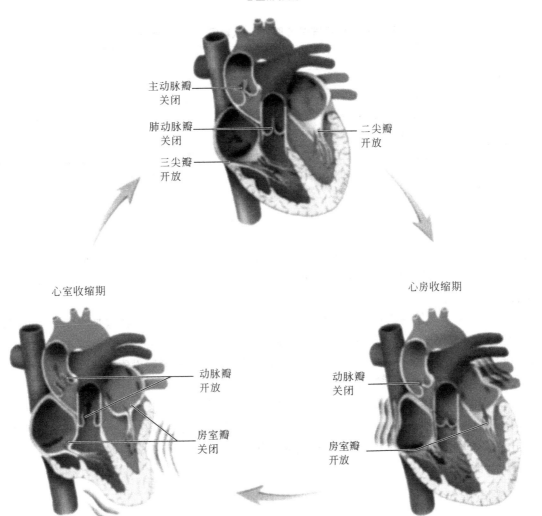

心室舒张期

主动脉瓣
关闭

肺动脉瓣
关闭

三尖瓣
开放

二尖瓣
开放

心室收缩期

动脉瓣
开放

房室瓣
关闭

心房收缩期

动脉瓣
关闭

房室瓣
开放

图 4-3　心脏的射血与充盈

重点提示

心房颤动与心室颤动

临床上心房颤动的患者,虽心房不能正常工作,但对心脏的充盈和射血功能影响较小。如心室发生颤动,则显著减少心脏的充盈量,使射血功能严重障碍,后果十分严重,可以危及患者生命。

在心脏泵血过程中,血液能按一定方向流动取决于心瓣膜的开闭,而心瓣膜开闭取决于心瓣膜两侧压力差大小,心内压大小取决于心室肌的收缩与舒张。现将心动周期中心腔内压力、容积、心瓣膜开闭与血流方向的变化归纳如下(表4-1)。

表4-1　心动周期中心腔内压力、瓣膜、血流、容积变化

心动周期分期	心房、心室、动脉压力比较	房室瓣	动脉瓣	血流方向	心室容积
房缩期	房内压>室内压<动脉压	开	关	心房→心室	增大
等容收缩期	房内压<室内压<动脉压	关	关	储存于心室	不变
射血期	房内压<室内压>动脉压	关	开	心室→动脉	减小
等容舒张期	房内压<室内压<动脉压	关	关	储存于心房	不变
充盈期	房内压>室内压<动脉压	开	关	心房→心室	增大

注:射血期和充盈期均包括快速和减慢两个时段,心腔内压力、瓣膜、血流、容积变化是一致的,只是程度不同。房缩期与充盈期最后0.1s重叠,故充盈期含房缩期。

(三)心音

由于心肌收缩、舒张,使血液撞击关闭的心瓣膜引起心室壁及大动脉根部振动而产生的声音,称为心音。心音在胸壁的一定部位可用听诊器听取。每一个心动周期可听到两个心音,分别称为第一心音和第二心音。

1. **第一心音**　第一心音发生在心缩期,是心室收缩开始的标志。特点是响度大、音质软、音调低、持续时间长、心尖部清楚、与心尖搏动同时出现。主要为心缩时,血液撞击关闭的房室瓣引起心室壁、大动脉根部振动;次为血液冲击开放的动脉瓣和瓣膜腱索紧张。其强弱反映心室收缩力量的高低和房室瓣的功能状态。

2. **第二心音**　第二心音发生在心舒期,是心室舒张开始的标志。特点是响度小、音质脆、音调高、持续时间短、心底部清楚;于心尖搏动之后出现。主要为心舒时,血液撞击关闭的动脉瓣引起心室壁、大动脉根部振动;次为血液冲击开放的房室瓣。其强弱反映动脉压的高低和动脉瓣的功能状态。

重点提示

心杂音

在心脏心动周期中,正常心音以外持续时间较长的附加音,称为心杂音。心瓣膜关闭不全或狭窄时,均可使血液产生涡流而出现杂音。杂音产生的时间、性质及强度是分析瓣膜损伤的依据。心杂音多见于心瓣膜病变、先天性心脏病和心肌病等。

(四)心脏泵血功能的评价

心脏的重要功能是泵血,其衡量指标是每搏输出量和每分心输出量。

1. **每搏输出量和射血分数**　每侧心室收缩一次射出的血量,称为每搏输出量,简称搏出量。在安静状态下,健康成年人搏出量为60~80ml,平均70ml。心舒期末由于血液充盈,心室容量可达约145ml,称为心室舒张末期容量。搏出量占心室舒张末期容积的百分比,称为射血分数,健康成年人安静时为55%~65%。射血分数的大小与搏出量以及心室舒张末期容量有关。心功能减退时,由于心室舒张末期容量增加,搏出量可不减少,但射血分数却明显下降。

因此,射血分数是评定心泵血功能的重要指标。

2. 每分心输出量和心指数　每分钟由一侧心室射出的血量,称为每分心输出量,亦称心输出量。心输出量等于搏出量与心率的乘积。心率若以 75 次/分计算,心输出量为 4.5 ~ 6.0L/min。人体安静时的心输出量与体表面积成正比。通常把空腹和安静状态下,以每平方米体表面积计算的心输出量称为心指数。一般身材成年人的体表面积为 1.6~1.7m²,以安静时心排血量 5.0~6.0L/min 计算,则心指数为 3.0~3.5L/(min·m²)。它是分析比较不同个体心功能常用的评定指标。

心输出量有生理性变异,与机体代谢、性别、年龄等因素有关,并受情绪激动、肌肉运动等生理因素的影响。一般女子较同体重的男子的心输出量低 10% 左右;青年时期的心输出量高于老年期;心输出量与机体的代谢水平相适应,剧烈运动时可到达 25~35L/min,麻醉时可低至 2.5L/min,怀孕、情绪激动及食物的消化和吸收,心输出量也增加。

心脏为血液流动提供动力的具体形式是维持足够的心输出量,其意义在于足够的心输出量进入大动脉可建立一个从动脉始端至心房方向不变的逐渐降低的压力梯度,在此压力梯度驱动下,使血液于心血管内沿一定方向环流不息。

(五) 心泵血功能的调节

人体心脏的泵血功能是随不同生理状况的需要而改变的。心输出量取决于搏出量和心率,凡能改变搏出量和心率的因素均可影响心输出量。

1. 搏出量的调节　在心率不变的情况下,搏出量取决于心室舒张末期容量与心室的射血能力,后者又与动脉压力及心肌收缩力有关。

(1)心室舒张末期容量:心室舒张末期容量又称心肌前负荷,相当于静脉回心血量与心室射血后的剩余血量之和。正常情况下,心室射入动脉的血液都是静脉回流的血液,静脉回流量的多少,决定心室舒张末期充盈量的大小。在一定范围内,静脉回流量愈多,心室舒张末期容积愈大(前负荷和心肌纤维初长度也愈大),心肌收缩力愈强,搏出量愈大;但若前负荷和心室舒张末期容积超过限度,心肌收缩力反而减弱,造成搏出量减少。反之,静脉回心血量愈小,心室舒张末期容积愈小,心缩力减弱,搏出量也就愈小。这种通过心肌纤维初长度改变来调节搏出量的方式,称为搏出量的异长自身调节。

(2)动脉血压:动脉血压是心肌收缩时的阻力即后负荷。在前负荷和心缩力不变的情况下,动脉血压愈高,心缩时所遇阻力愈大,等容收缩期延长,射血期缩短,射血速度减慢,故搏出量减少;反之,搏出量可增加。若动脉血压如果长期升高,可因心肌肥厚失代偿而导致心力衰竭。

(3)心肌收缩能力:心肌不依赖于前、后负荷的内在收缩特性称心肌收缩力。其受神经、体液因素影响。如交感神经兴奋和肾上腺素可明显加强心缩力,使搏出量增加;而迷走神经兴奋和乙酰胆碱则明显抑制心缩力,使搏出量减少。一般来说,心缩力愈大,则搏出量愈大,反之,搏出量愈小。这种在心肌初长度不变的条件下,心肌本身收缩强度和速度改变而引起搏出量改变的调节方式,称为搏出量的等长自身调节。

2. 心率对心输出量的调节　在一定范围内,若搏出量不变,每分心输出量将随心率的增加而增加。如心率过快(>180 次/分),可使心动周期缩短,特别是心舒期缩短显著,心室充盈时间缩短和血液充盈不足,搏出量减少至正常的一半左右,则每分心输出量减少。心率在一定范围减慢,由于搏出量增加,则每分心输出量可增加或不变。如果心率过慢(<40 次/分),心

舒期过长,心室的充盈量和搏出量已达限度,导致每分心输出量明显减少。

重点提示

心力衰竭的发病机制与治疗原则

心力衰竭的基本发病机制包括以下三点,即前负荷过大、心缩无力和后负荷过大。辨证施治的治疗原则包括:可以应用利尿药减小前负荷;用强心苷加强心肌收缩力,对顽固性心力衰竭可以加用血管扩张剂减轻后负荷。

(六)心泵功能的贮备

心输出量适应机体代谢需要而增加的能力,称为心力贮备。健康成年人安静时心输出量为 4.5~6L/min,剧烈运动或强体力劳动时,最大心输出量可增加到 30L/min。说明健康成年人有相当大的心力贮备。心脏的贮备能力取决于心率贮备与搏出量的贮备。

1. 心率贮备   心率的最大变化为静息时的 2 倍以上,运动、情绪激动、强体力劳动等均可充分动用心率贮备,使心输出量增加 2~2.5 倍。

2. 搏出量贮备   搏出量是心室舒张末期容量与收缩末期容量之差。搏出量贮备分为舒张期贮备和收缩期贮备。静息状态下心室舒张末期容量 145ml,心室最大舒张时可达 160ml 左右,因此,舒张期贮备量仅约 15ml。安静时心室收缩末期容量约为 75ml,心肌强力收缩时能射出更多的血,使心室剩余血量不足 20ml,收缩期贮备量为 55~60ml。可见,收缩期贮备远比舒张期贮备大。

经常进行体育锻炼的人,心肌纤维粗大有力,心力贮备更大。机体动用心力贮备时,先启用搏出量贮备,后动用心率贮备。

二、心肌细胞的生物电现象

心脏活动是以心肌细胞的生物电现象为基础的。心肌细胞分为两类:一类是具有收缩能力,但不能产生节律性兴奋的普通心肌细胞,又称工作细胞,构成心脏的动力系统包括心房肌细胞和心室肌细胞。另一类是不具有收缩能力,但能自动产生节律性兴奋的特殊分化的心肌细胞,称为自律细胞,构成心脏的传导系统,包括窦房结、房室交界(结区除外)、房室束和浦肯野纤维(图4-4)。现以心室肌细胞、窦房结细胞和浦肯野细胞为例,说明心肌细胞的生物电现象。

(一)心室肌细胞的生物电现象

心室肌细胞的生物电与神经细胞、骨骼肌细胞的生物电相比更复杂,历时更长,虽然也分为静息电位和动作电位,但动作电位去极化和复极化不对称,主要特征是有平台期和复极过程缓慢。

1. 心室肌细胞的静息电位   心室肌细胞的静息电位约为膜内$-90mV$,其产生原理和神经纤维基本相同,主要是安静时细胞内高浓度的 K^+ 向膜外扩散,形成的电-化学平衡电位。

2. 心室肌细胞的动作电位   心室肌细胞动作电位的时程较长,依次分为 0、1、2、3、4 五个时期(图4-5)。

(1)去极过程(0 期):当心室肌细胞受有效刺激后,膜内电位从$-90mV$ 全面除极迅速上升至 0mV 进而反极化至$+30mV$,形成上升支。其中膜内电位从$-90mV$ 极迅速上升至 0mV 的时

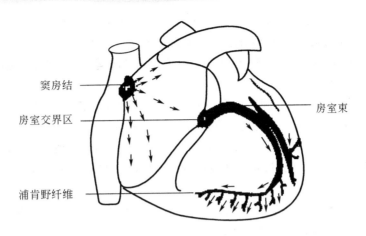

图 4-4　心脏特殊传导系统

段为去极化,继之从 0mV 上升至+30mV 的时段为反极化,两者合称去极过程,又称 0 期。其特点是去极速度快,仅 1~2ms 即达峰电位,电位变化幅度大,可达 120mV。产生机制是因心室肌细胞受有效刺激后去极化至阈电位(约-70 mV)水平,引起 Na^+ 通道大量开放,Na^+ 迅速内流,直至形成 Na^+ 内流的电-化学平衡电位(图 4-5)。Na^+ 通道激活快,失活也快,开放时间短,称为快通道,可被河豚毒阻断。

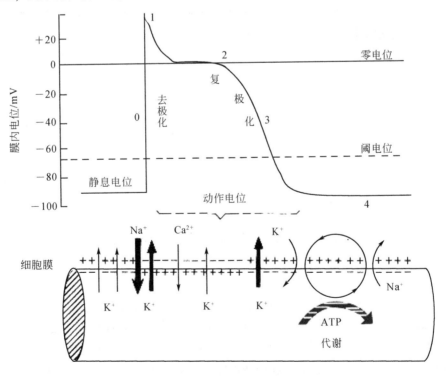

图 4-5　心室肌细胞动作电位与离子转运

(2)复极化过程:该过程形成动作电位下降支,分为4期。

1期(快速复极初期):在复极化初期,膜电位迅速由+30mV下降到0mV左右,历时约10ms。0期与1期的快速膜电位变化,形成峰电位。Na^+通道失活,K^+通道迅速开放,K^+外流是1期快速复极化的主要原因。

2期(缓慢复极期):1期后膜电位复极非常缓慢,基本上停滞于零电位左右,形成平台,又称平台期,历时100~150 ms。2期是心室肌细胞动作电位持续时间长、有效不应期特别长的原因,也是其区别于骨骼肌细胞动作电位的主要特征。产生机制是细胞膜Ca^{2+}通道缓慢开放,使Ca^{2+}缓慢而持久地内流,同时,膜存在缓慢K^+外流,两者共同作用使膜电位复极极其缓慢,基本停滞在0mV附近。

3期(快速复极末期):2期末,膜电位从0mV迅速下降到-90mV,完成复极化过程,历时100~150ms,是由于K^+迅速外流而形成的。

4期(静息期):为膜电位恢复后时期,处于极化状态,膜电位基本稳定在静息电位水平,故称静息期。此期Na^+泵、Ca^{2+}泵主动转运活跃,将动作电位过程中进入细胞的Na^+、Ca^{2+}迅速泵出,将流出的K^+及时泵入,由于出入细胞离子电性平衡,则稳定于极化状态。这既可恢复静息期细胞内外离子的正常分布,又可保持心室肌细胞的正常兴奋性。

(二)自律细胞的生物电现象

自律细胞包括窦房结细胞和浦肯野细胞等。与心室肌细胞相比,自律细胞动作电位的最大特点是3期复极末达最大复极电位后,4期膜电位不稳定,立即开始自动去极化,达阈电位水平后,引起下一个动作电位的产生。4期自动去极化是自律性的基础。不同类型的自律细胞,4期自动去极化的速度不同(图4-6),产生原理也不同。

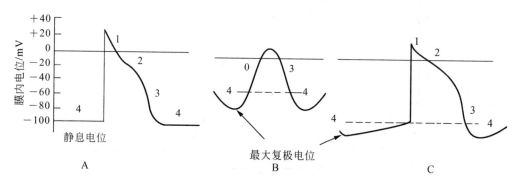

图4-6 心房肌、窦房结和浦肯野细胞的动作电位
A. 心房肌;B. 窦房结;C. 浦肯野细胞

1. **窦房结自律细胞** 动作电位由0期、3期、4期组成。0期去极化速度较慢,幅度较小,是由于Ca^{2+}通道开放,Ca^{2+}内流所致。窦房结细胞复极过程没有1期和2期,主要表现为3期,最大复极电位为-60~-65mV。这是由于复极过程中膜对K^+通透性增高,K^+迅速外流所致。在3期末复极化达到最大舒张电位后,膜电位不稳定,出现4期自动去极化。4期自动去极化的离子成分比较复杂,一般认为是膜递增性Na^+、Ca^{2+}缓慢内流超过递减性缓慢K^+外流的结果。

2. **浦肯野自律细胞** 浦肯野细胞动作电位形态与心室肌细胞相似,也分为0、1、2、3、4五期,其中除4期外,形成原因也与心室肌细胞基本相同。其4期自动去极化是由于膜递增性

Na^+缓慢内流超过递减性缓慢K^+外流所产生。浦肯野细胞4期自动去极化速度比窦房结细胞慢,因而自律性比窦房结细胞低。

三、心肌的生理特性

心肌生理特性包括自动节律性、传导性、兴奋性和收缩性。前三者是以心肌细胞膜生物电为基础的电生理特性,后者是心肌能产生收缩反应的一种机械特性。

(一)自动节律性

1. 心脏正常起搏点和窦性心律　心肌不依赖神经、体液因素自动产生节律性兴奋的能力或特性,称心脏自动节律性,简称自律性。自律性来源于自律组织的自律细胞。

心肌产生自律性的基础是4期自动去极化。心脏特殊传导系统各自律组织的自律性高低不同,取决于4期自动去极速度,在无迷走神经控制下,窦房结、房室交界和浦氏纤维自律性分别为100次/分、40~60次/分和20~40次/分。正常心脏的节律性活动受自律性最高的窦房结控制,窦房结发出的兴奋向周围扩布,先后兴奋心房传导组织和心房肌、房室交界、心室内传导组织和心室肌,造成整个心脏兴奋并随之收缩,故窦房结是心脏兴奋和搏动的起源,称心脏正常起搏点。由窦房结主导的心脏节律性跳动,称为窦性心律。其他自律组织自律性较低受窦房结兴奋的控制而本身的自律性不能表现,称为潜在起搏点。在病理情况下,由窦房结以外部位的自律组织为起搏点而引起的心跳节律,称为异位心律。这些引起异位心律的窦房结以外的自律组织则称为异位起搏点。

2. 影响自律性的因素

(1)4期自动去极化的速度:4期自动去极速度快,从最大复极电位到达阈电位所需时间缩短,单位时间内暴发兴奋的次数增加,自律性就高。反之,则自律性降低。交感神经释放递质去甲肾上腺素,可加快4期自动去极化的速度,提高自律性,使心率增快。

(2)最大舒张电位水平:最大舒张电位的绝对值减小,与阈电位的距离就减小,到达阈电位的时间就缩短,因而自律性增高。反之,自律性则降低,如迷走神经释放递质乙酰胆碱,可增加细胞膜对K^+的通透性,使最大舒张电位绝对值增大,自律性降低,致心率减慢。

(3)阈电位水平:阈电位降低,与最大舒张电位距离减小,自律性增高。反之,自律性降低。

(二)传导性

1. 正常心脏兴奋传导途径和特点　心肌细胞传导兴奋的能力或特性,称为传导性。心肌细胞之间有闰盘存在,电阻很低,可使心肌一处产生的兴奋迅速传遍整个心脏,这样犹如一个功能合体细胞。窦房结发出的兴奋通过心房肌传至右心房和左心房,引起左、右心房的兴奋;同时,兴奋沿着心房肌内的"优势传导通路"迅速传到房室交界,再经过房室束及左、右束支和浦肯野纤维网传到左、右心室,引起整个心室兴奋。其传导途径见图4-7。

兴奋在心脏传导过程中,各部心肌组织传导速度存在差异,心肌特殊传导组织兴奋传导速度较普通心肌细胞快得多。心房肌为0.4m/s,心室肌为1.0m/s,浦肯野纤维的传导速度最快为4m/s,房室交界区是兴奋由心房传入心室的唯一通路,传导速度最慢为0.02m/s,兴奋在房室交界区要延搁0.1s才能传向心室。这种兴奋在房室交界区的传导要延搁一段时间的现象,称为房室延搁。房室延搁的生理意义在于心房收缩在前,心室收缩在后,使心室在收缩前有足够的血液充盈和心室收缩时有足够的血液射出。

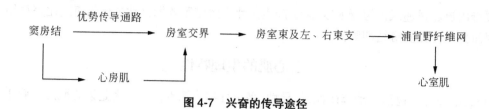

图 4-7　兴奋的传导途径

重点提示

传导阻滞

各种心脏病理情况均可造成心脏兴奋传导障碍,其好发部位是房室交界,由其引起的传导阻滞,称为房室传导阻滞。按其传导阻滞的程度分为 3 类:一度房室传导阻滞,患者常无症状。二度房室传导阻滞,可有心搏暂停感觉,或可出现疲乏、头晕、昏厥、抽搐和心功能不全。三度房室传导阻滞,又称完全性房室传导阻滞,如心室率为 40~60 次/分,患者可能无症状;如心室率低于 40 次/分,可出现心功能不全和脑缺血综合征。

2. 影响传导性的因素

(1)动作电位 0 期去极速度与幅度:动作电位 0 期去极化的速度愈快,幅度愈大,所形成的局部电流也就愈快愈强,达到阈电位的时间愈短,传导速度也就愈快。反之,则慢。

(2)邻近部位膜的兴奋性:邻近未兴奋部位膜的静息电位与阈电位之间的差距愈小,膜去极化达阈电位的时间缩短,传导速度愈快,因而传导性高。反之,则慢。

(3)心肌细胞的直径:兴奋传导的速度与心肌细胞的直径呈正相关,实验测得细胞直径大,电流阻力小,传导速度快。心房肌、心室肌、浦肯野纤维的细胞直径大,传导速度快;窦房结和房室交界区的细胞直径小,传导速度慢。

(三) 兴奋性

1. 兴奋性的周期性变化　两类心肌细胞都有兴奋性。以心室肌细胞为例,其受到刺激发生一次扩布性兴奋后,其兴奋性可出现周期性变化,可分为以下几个时期(图 4-8)。

(1)有效不应期:从 0 期开始到复极化 3 期膜电位约-55mV 这一期间内,不论给予多么强大的刺激,都不能引起任何反应,称为绝对不应期。从复极化 3 期膜电位在-60~-55mV 时,受到足够强度刺激,可引起局部去极化,但仍不能产生扩布性兴奋,称为局部反应期。因此从 0 期开始至复极 3 期达-60mV 这段时间内,任何强大刺激均不能使心肌细胞产生动作电位,称为有效不应期。这一时期内,绝对不应期 Na^+ 通道完全失活,因此,任何强度的刺激均不能产生动作电位,表示心肌的兴奋性已降低为零;局部反应期内虽有少量 Na^+ 通道复活,但因 Na^+ 内流有限,局部去极化仍不能到达阈电位水平,所以不能引起动作电位,表示此期心肌兴奋性稍有恢复。

(2)相对不应期:在复极 3 期-80~-60mV 时期内,给予阈上刺激,可产生动作电位,称为相对不应期,此期心肌细胞的兴奋性继续恢复,但仍低于正常。

(3)超常期:在复极 3 期-90~-80mV 时期,给予阈下刺激也可产生动作电位,表明心肌兴奋性高于正常,称为超常期。此期膜电位接近阈电位水平,阈下刺激即可爆发动作电位。

超常期后复极完毕,兴奋性复之正常。

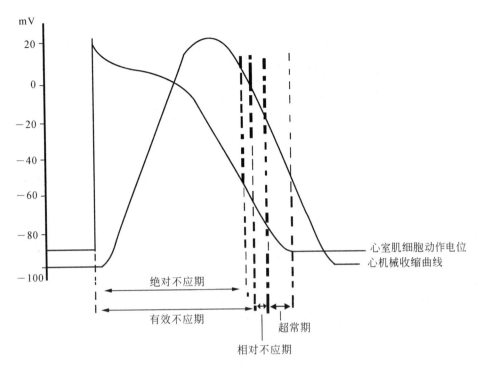

图4-8　心肌兴奋性的周期性变化

2. 心肌细胞兴奋性周期性变化的特点　心肌细胞兴奋性周期性变化的特点就是有效不应期特别长,一直持续到心肌机械收缩的舒张期中期开始。这与骨骼肌不同,骨骼肌有效不应期较短,在机械收缩的收缩期开始即已结束。在心肌有效不应期内,任何强大刺激都不再引起心肌再次兴奋,也就是说心肌从收缩开始到舒张早期之间,不能再次产生收缩。心肌有效不应期长具有重要的生理意义,它使心肌不能产生骨骼肌那样的强直收缩,始终保持着收缩与舒张交替进行的节律性活动,这样心脏的充盈和射血才能进行。

3. 期前收缩与代偿间歇　正常情况下,心脏活动是按窦房结的节律进行的。若异位起搏点刺激落在心室肌有效不应期之后,心室肌可在下次窦房结兴奋到来之前引起一次兴奋和收缩,称为期前兴奋和期前收缩(又称早搏)。后续窦房结兴奋落在期前收缩的有效不应期内,出现一次窦房结兴奋脱漏,故在期前收缩之后出现一个较长的宽息期,称代偿间歇。期前收缩是临床常见的一种异位心律(图4-9)。

4. 影响心肌兴奋性的因素

(1)静息电位水平:静息电位绝对值愈大,与阈电位的距离就增大,引起兴奋所需的刺激阈值增高,因而兴奋性降低。反之,静息电位绝对值愈小,兴奋性增高。

(2)阈电位水平:阈电位上移,与静息电位距离增大,兴奋性降低。阈电位水平下移,则兴奋性增高。一般情况下阈电位水平很少发生变化。

(3)Na^+通道的状态:Na^+通道有备用、激活和失活 3 种状态。当膜电位在正常静息水平时,Na^+通道处于可被激活的备用状态,适宜刺激即可激活 Na^+ 通道开放,引起 Na^+ 内流,发生 0 期去极化。紧接着 Na^+ 通道很快关闭,使 Na^+ 内流终止。此时的 Na^+ 通道处于失活状态,不能

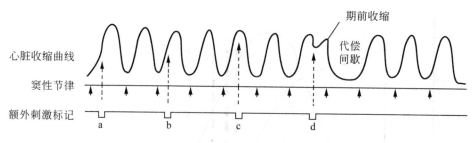

图 4-9　期前收缩和代偿性间歇

刺激 a、b、c 落在有效不应期内,不起反应,刺激 d 落在相对不应期内,引起期前收缩与代偿间歇

被激活再次开放,只有恢复到备用状态才能被再次激活。Na^+ 通道的激活、失活和复活既是电压依赖性的,又是时间依赖性的,尤其是复活过程需时较长。可见,细胞膜上 Na^+ 通道是否处于备用状态是决定心肌细胞兴奋性高低的关键。

(四)收缩性

收缩性是指心肌能够在肌膜动作电位触发下产生心肌纤维缩短的特性。心肌收缩性有以下特点。

1. 对细胞外液 Ca^{2+} 浓度的依赖性大　心肌细胞的肌质网不发达,终池贮 Ca^{2+} 量少,因而心肌细胞的收缩对细胞外液的 Ca^{2+} 浓度有明显的依赖性。也就是说,在一定范围内,细胞外液 Ca^{2+} 浓度升高,心肌收缩力增强;反之,收缩力减弱。

2. 节律性收缩与舒张　心肌细胞的有效不应期特别长,相当于整个收缩期和舒张早期。所以心脏只能保持节律性收缩、舒张交替活动,不会发生强直收缩。

3. "全或无"式同步收缩　心脏是功能合体细胞,可使窦房结兴奋引起组成心房或心室的所有心肌细胞都在近于同步的情况下进行一次收缩,因而心脏的收缩是"全或无"式的,即在其他条件恒定的情况下,心脏收缩一旦引起,它的收缩强度就近于相等,而与刺激强度无关,这可提高心脏收缩效能。

(五)理化因素对心肌特性的影响

机体内环境稳态是心肌正常活动的重要条件,内环境因素的改变将影响心肌生理特性。

1. 温度和酸碱度的影响　在一定范围内,体温升高时心率加快;反之,心率减慢。一般体温升高 1℃,心率加快约 10 次/分。血液 pH 降低,心肌收缩能力减弱;反之,则心肌收缩力增强。

2. K^+ 对心肌的影响　血 K^+ 浓度过高,可使心肌的自律性、兴奋性、传导性和收缩性降低,表现为心率减慢、传导阻滞、心肌收缩力减弱,甚至引起心脏活动停搏于舒张状态;血 K^+ 浓度过低,可引起心肌的自律性、兴奋性、收缩性增加,而传导性则降低,表现为心率增快、心肌收缩力增强、出现异位心律,故对低 K^+ 患者应及时补 K^+。

3. Ca^{2+} 对心肌的影响　血钙浓度升高,使 Ca^{2+} 内流增多,心肌细胞兴奋-收缩耦联增强,心肌收缩力加强。反之,血钙浓度降低,则使 Ca^{2+} 内流减少,心肌收缩力降低。

四、体表心电图

心脏活动时产生的生物电变化不仅可直接从心脏表面测到,也可通过体液和组织传至体表,并且从身体表面测量出来。在体表一定部位放置引导电极,把心脏活动过程中兴奋的产生、传导和恢复的电变化引导出来,并经心电图机放大而记录的曲线,称为心电图(electrocardiography,ECG)。心电图反映心脏兴奋产生、传导和恢复过程的电位变化,是心脏表面的综合电位变化,不是跨膜电位变化,与心脏的机械收缩、舒张无关,不反映心肌收缩力的改变。正常体表心电图由 P 波、QRS 波群和 T 波及各波间的线段所组成(图 4-10)。把心电引导出来的电极连接方式称导联。导联有标准肢体导联、单极加压肢体导联和单极胸导联,导联不同记录的心电图各有其特征波形。观察心电图要从波形指标、波幅指标和时间指标判断。

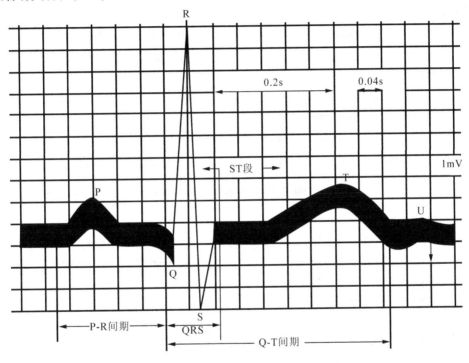

图 4-10 正常心电图模式(Ⅱ导联)

1. P 波 反映两心房兴奋的去极过程。波形小而圆钝,波幅不超过 0.25mV。波的宽度反映心房去极化所需的时间,历时 0.08～0.11s。

2. QRS 波群 表示两心室各部位先后兴奋的电变化,即去极过程。典型的 QRS 波群依次由向下的 Q 波、向上的 R 波和向下的 S 波组成。在不同的导联中 3 个波不一定都出现,而且波幅也不尽相同。QRS 波群历时 0.06～0.10s,代表心室兴奋扩布所需的时间。

3. T 波 反映两心室各部先后复极的电变化,历时 0.05～0.2s,波幅 0.1～0.8mV,其波的方向与 QRS 波群的主波方向一致,波幅不低于同导联 R 波的 1/10。

4. P-R 间期 从 P 波开始至 QRS 波群的起点之间的距离,历时 0.12～0.20s,表示兴奋由窦房结传到心室的时间。P-R 间期延长,常提示房室传导阻滞。

5. Q-T 间期 从 QRS 波群开始到 T 波终点之间的距离,反映心室兴奋开始到完全复极所需的时间,历时 0.36～0.44s。

6. S-T 段 从 QRS 波群终点到 T 波起点之间的线段。正常时 S-T 段与基线平齐,表示两心室全部兴奋尚未复极、各部位间无电位差的状态。若 S-T 段偏离基线超过正常范围,表示心肌损伤和心肌缺血等疾病。

第二节 血管生理

血管是血液流动的管道,心脏和血管互相串联构成一个密闭的心血管系统,血液从心室射出流经动脉、毛细血管和静脉回到心房。血管按功能特点可分为5类。

1. **弹性贮器血管** 指主动脉、大动脉。其管壁含有大量弹性纤维,有明显的弹性扩张和弹性回缩作用。

2. **分配血管** 指中动脉。其行程中不断分支,可将血液分流至全身各组织器官。

3. **阻力血管** 指小动脉与微动脉。口径小,阻力大,管壁富含平滑肌,能通过改变口径来影响器官的灌流量和血流阻力。

4. **交换血管** 指毛细血管。有数量多、分布广、穿行于组织之间、血流速率慢、通透性高的特点,是血液与组织细胞进行物质交换的场所。

5. **容量血管** 指静脉。静脉数量较多,管壁较薄,管径较大,具有较大的可扩张性,能容纳全身循环血量的 60%~70%,有贮存血液的作用,故将其称之为容量血管。

一、血流量、血流阻力和血压

(一)血流量

单位时间内流过血管某一横切面的血量,称为血流量,也称容积速度。计量单位表示为 ml/min 或 L/min。血液在血管内流动时,血流量与血管压力成正比,与血流阻力成反比。

(二)血流阻力

血液在血管中流动时所遇到的阻力,称为血流阻力。血流阻力源于血液成分之间及血液与管壁之间的摩擦力。血流阻力与血流量成反比,与血管压力成正比。根据流体力学原理,血流阻力与血管长度和血液的黏滞度成正比,与血管半径的 4 次方成反比。在生理情况下,血管长度很少有变化,血液黏滞度变化也不大,血流阻力主要取决于血管口径。对于一个器官来说,如果血液黏滞度不变,血流阻力主要来自该器官阻力血管的口径。阻力血管口径愈大,血流阻力愈低,血流量就愈多;反之则愈少。通常将来自小动脉和微动脉的血流阻力,称为外周阻力。机体对器官血流量的调节,就是通过调控各器官阻力血管的口径来实现的。

(三)血压

血管内的血液对单位面积血管壁的侧压力,称为血压(blood pressure,BP)。临床上习惯用 mmHg 表示血压的计量单位。由于流动血液对不同的血管壁施加侧压力,故有动脉血压、静脉血压和毛细血管血压之分。循环停止时,各部分血管阻力趋于相等,约比大气压高7mmHg,称体循环平均压。在整个心血管系统中各段血管之间都存在着压力差,即动脉血压>毛细血管血压>静脉血压。粗略测定,人体体循环各段血管中的平均血压为:主动脉首端为100mmHg,小动脉首端 85mmHg,毛细血管首端 30 mmHg,静脉首端 10mmHg,右心房近于0mmHg。这个压力差推动了血液流动,心脏的舒缩活动是产生压力差的直接原因。

二、动脉血压与脉搏

(一)动脉血压

1. **动脉血压的概念** 流动的血液对单位面积动脉血管壁的侧压力,称为动脉血压。通常所说的血压就是指动脉血压。动脉血压的特点是:①随心动周期波动。即心室收缩时,动脉血压升高;心室舒张时,动脉血压降低。心室收缩时,动脉血压上升的最高值称收缩压;心室舒张时,动脉血压降低的最低值称舒张压。②收缩压、舒张压保持稳态。收缩压与舒张压之差,称为脉压(脉压差),它反应动脉血压的波动幅度。在一个心动周期中动脉血压的平均值,称平均动脉压,约等于舒张压加 1/3 脉压。

2. **动脉血压的正常值及相对稳定的意义** 在大动脉中血压降落很小,通常测量上臂肱动脉血压代表动脉血压。健康人动脉血压常在较小范围内波动,比较稳定。测量动脉血压以右肱骨动脉血压为标准,安静时我国成年人动脉血压正常值收缩压为 90~140mmHg,舒张压为 60~80mmHg,脉压为 30~40mmHg。临床上习惯表示法为"收缩压/舒张压"mmHg。我国健康青年人在安静状态时,动脉血压一般为 100~120/60~80mmHg。

动脉血压除存在个体差异外,还有性别、年龄的差异;男性略高于女性;儿童低于成年人,随年龄增长血压可逐渐升高;体力劳动或情绪激动时血压可暂时升高。目前,我国采用国际统一标准,收缩压≥140mmHg 和(或)舒张压≥90mmHg 为高血压;如收缩压<90mmHg,舒张压<60mmHg 为低血压。

动脉血压过低,各组织器官血流量减少,特别是心、脑、肾等重要生命器官可因缺血、缺氧造成严重后果;动脉血压过高,心室肌后负荷增加,可导致心室扩大,甚至发生心力衰竭;长期血压过高还易损伤血管壁,如脑血管破裂造成脑出血。因此,动脉血压保持相对稳定,对保证组织器官的血液供应,减少心、脑血管疾病发生具有重要的意义。

3. **动脉血压的形成** 动脉血压形成的前提是足够的血液充盈于血管,在此基础上还必须有心脏收缩的动力和外周阻力协同作用才能形成动脉血压。心缩时,左心室射入主动脉 60~80ml 血液,由于外周阻力的作用,心缩期只有 1/3 量流至外周血管,余 2/3 则被暂时贮存于主动脉和大动脉内,对其施加侧压力,并以管壁弹力纤维被拉长的弹性位能形式(加大扩张程度)贮存起来;心舒期射血停止,主动脉及大动脉弹性回缩,释放心缩期贮存的弹性位能,把贮存的血液继续推向外周,并保持了血液对血管壁一定的侧压力。这样通过大动脉的弹性贮器作用,就使收缩压不致过高,舒张压不致过低,缓冲了动脉血压的波动,并使血液持续流动(图 4-11)。

心脏收缩射血和外周阻力是形成动脉血压的基本原因,如果无心室收缩射血只有外周阻力,缺乏能量来源,不能形成动脉血压;反之,如果只有心室做功而无外周阻力,则心室收缩释放的能量将全部表

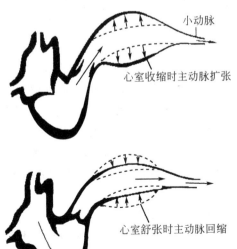

小动脉

心室收缩时主动脉扩张

心室舒张时主动脉回缩

图 4-11 动脉血压形成

现为动能,推动全部搏出的血液迅速流向外周,也不能形成动脉血压。

4. 影响动脉血压的因素 凡能影响动脉血压形成的因素,都能影响动脉血压。

(1)搏出量:当心率和外周阻力不变时,搏出量增加,收缩压升高。收缩压升高可使血流速度加快,流向外周血量增多,到心舒期末存留在大动脉内的血量增加无明显增多,故舒张压升高不如收缩压升高明显,脉压增大。当搏出量减少时,则主要使收缩压降低,脉压减小。一般情况下,收缩压主要反映搏出量的多少。

(2)心率:当搏出量和外周阻力不变时,心率加快可使心舒期明显缩短,在该期内流向外周的血量少,因而心舒期末存留在大动脉内的血液量就增多,以致舒张压明显升高,脉压减小。如心率减慢,舒张压明显降低,则脉压增大。

(3)外周阻力:其他原因不变时,外周阻力增加,血流减慢,心舒末期残留于大动脉内血液增多,舒张压比收缩压升高明显,脉压减小;反之,外周阻力减小,主要为舒张压下降,脉压增大。一般情况下,影响舒张压的主要因素是外周阻力,故外周阻力主要反应舒张压的高低。外周阻力过高是高血压病的主要原因。

(4)大动脉管壁的弹性:短时间内大动脉的弹性不会有明显变化。老年动脉硬化,大动脉弹性贮存器作用降低,使舒张压降低,收缩压升高,脉压增大。但老年人的小动脉往往伴有硬化而致口径变小,使外周阻力增大,故舒张压也升高。

(5)循环血量和血管容积:正常情况下循环血量与血管容积相适应,保持血管内有足量血液充盈,维持动脉血压稳定在一定水平。在病理和异常情况下,如输液过多使血量增多,可以导致收缩压和舒张压同等升高,脉压变化不大;反之,循环血量减少,如大失血,收缩压和舒张压均降低,脉压也无明显变化。药物过敏可使全身小动脉扩张时,血管容积增大,血管充盈度降低,可使收缩压和舒张压同等急剧下降,脉压变化不大。

以上都是假定其他因素不变为前提,分析某一因素改变对动脉血压的影响。实际上,在不同生理情况下,上述各种影响动脉血压的因素既可单独存在又可同时发生改变。因此,在完整人体内,往往是多种因素综合作用对动脉血压施加影响。

重点提示

原发性高血压的发生机制及其治疗

原发性高血压(高血压病)的发生、发展除过度的脑力劳动或精神紧张之外,心理因素如心理不平衡、过度紧迫感、情绪不稳定、容易激动等导致大脑皮质功能紊乱是引起本病发生的主要原因。年龄、遗传、肥胖、寒冷、摄取过多食盐和动物食品、环境与职业等因素都是此病发生的不可忽视的因素。原发性高血压的主要发生机制是中小血管痉挛所致外周阻力过大,故临床常使用扩张血管药物来治疗原发性高血压。

(二)动脉脉搏

在心动周期中,动脉内血液压力和容积发生一系列起伏变化,在浅表动脉可以摸到的现象,称动脉脉搏,简称脉搏。正常情况下,脉搏的频率和节律与心搏频率和节律一致。测量脉搏的意义在于反映心率、心律和动脉管壁弹性情况。临床上测量脉搏的常用部位是桡动脉或足背动脉。脉诊是中医学诊断疾病的重要方法之一。

三、静脉血压和静脉血流

静脉是血液回心的通道,特点是管壁薄、易扩张和容量大,起着血液贮存库的作用。静脉血压的高低能有效地调节回心血量和心输出量,以适应机体不同代谢情况的需要。

(一)外周静脉压和中心静脉压

流动的血液对静脉血管壁的侧压力,称为静脉血压。通常将各器官的静脉血压称为外周静脉压;把胸腔大静脉和(或)右心房内的血压,称中心静脉压。静脉血压的特点是压力低、无波动或很少波动,易受重力、体位以及管外组织压力的影响。

中心静脉压的正常值为 $4\sim12cmH_2O$,它可反映心室射血能力和整个静脉回流的情况。若心功能良好或静脉回流不足,中心静脉压则低;反之,心功能不良或静脉回心血量过多,则中心静脉压降低。因此,中心静脉压可作为临床控制输液量和速度的指标。若 $\geq16cmH_2O$,即可停止输液。

(二)影响静脉血回流的因素

单位时间内的静脉回心血量取决于外周静脉压与中心静脉压的压力梯度和静脉内、外阻力,凡能改变这两方面的因素,均能影响静脉血回流。

1. 心肌收缩力　心肌收缩力改变是影响静脉血回流的最重要因素。心肌收缩力量增强,心室排空完全,中心静脉压降低,加大了外周静脉压与中心静脉压之间的压力梯度,则静脉回流量增加;反之,心缩力降低,中心静脉压升高,外周静脉压与中心静脉压之间的压力梯度减小,静脉回流量减少。如左心衰竭,左心室收缩力减弱,则引起肺静脉回流受阻,造成肺淤血、肺水肿。若发生右心衰竭,右心室收缩力减弱,使静脉回心血量减少,患者可出现颈静脉怒张、肝大、下肢水肿等体征。

2. 重力和体位　静脉管壁薄易扩张且静脉压又低,故静脉回流量易受重力和体位的影响。平卧体位,全身静脉与心脏基本处在同一水平,重力对静脉回流不起多大作用。当人由卧位变为直立时,因受重力影响,心脏平面以下的静脉血管扩张充盈,所容纳的血量增多,导致静脉回心血量减少。长期卧床或体弱久病患者,从卧位或蹲位突然站立时,其下肢静脉血管因紧张性降低而更易扩张,加之下肢肌肉收缩无力,挤压静脉的作用减弱,故而容纳更多血液,造成静脉回心血量比正常人更少,心排血量减少,可引起黑矇、头晕,甚至晕厥。

3. 骨骼肌的挤压作用　肢体深静脉行于骨骼肌间隙内,并含有向近心方向开放的静脉瓣。骨骼肌收缩,被挤压静脉段压力升高,近心瓣开放,远心瓣关闭,这样促进静脉血向心流动并又防血液倒流;骨骼肌舒张时,该段血管压力降低,近心瓣关闭,远心瓣开放,血液自远心方向流入。骨骼肌节律性收缩、舒张促进了静脉回流,并减少了重力对静脉回流的阻碍作用。例如步行时,下肢肌肉进行节律性舒、缩活动,即可很好地促使静脉回流。

4. 呼吸运动　吸气时胸膜腔内负压值增大,使胸腔内的大静脉和右心房更加扩张,中心静脉压下降,外周静脉与中心静脉压间压力梯度增大,促进静脉血回流;呼气时相反,使静脉血回流减少。

5. 体循环平均压　体循环平均压反映心血管内血液的充盈程度。体循环平均压升高时,静脉回心血量增多;反之,体循环平均压降低时,静脉回心血量减少。

四、微循环

(一)微循环的概念和组成

微循环是指微动脉和微静脉之间的血液循环。它由微动脉、后微动脉、毛细血管前括约肌、真毛细血管网、通血毛细血管、动-静脉吻合支和微静脉等7部分构成(图4-12)。微循环是循环系统与细胞直接接触的部分,是血液和组织之间进行物质交换的基本部位。微循环途径有三条,使血液由动脉流向静脉。微循环的组成与通路在不同的器官有所差异。

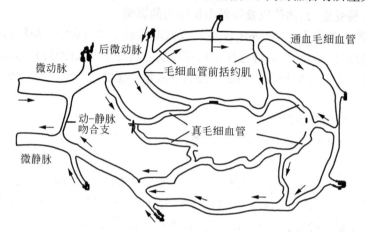

图 4-12 微循环组成与通路

(二)微循环的血流通路及功能

1. **直捷通路** 指血液经微动脉、后微动脉、通血毛细血管到微静脉的通路。直捷通路经常处于开放状态(安静时达75%),血流速度较快,流经通血毛细血管时很少进行物质交换。这条通路的主要功能在于使部分血液迅速通过微循环及时回流到心脏。

2. **迂回通路** 指血液经微动脉、后微动脉、毛细血管前括约肌、真毛细血管网到微静脉的通路。毛细血管前括约肌不断发生交替性舒缩活动(安静时20%交替开放),对真毛细血管内血液的流入起着控制作用,加之真毛细血管穿插于细胞间隙中,迂回曲折,相互交错成网,血流缓慢,血管轮流交替开闭,是血液与组织细胞进行物质交换的主要场所,又称"营养通路"。该通路的主要功能是实现血液与组织细胞进行物质交换。

3. **动-静脉短路** 指血液经微动脉、动-静脉吻合支回流到微静脉,这条通路称为动-静脉短路。血液流经此通路时,不进行物质交换,故又称非营养通路。这类通路在皮肤中较多,一般情况下经常处于封闭状态。当通路开放时,使皮肤血流量增加,促进皮肤散热,有调节体温的作用。

在不同功能状态下,上述三条通路开放比例发生相应的变化,以适应机体代谢的需要。可以看出,微循环的基本功能是调控组织血液灌流量、控制静脉回流血量及实现血液与组织细胞的物质交换。

五、组织液和淋巴循环

(一)组织液的生成及影响因素

存在于血管外细胞间隙的液体称组织液。组织液特点是:呈胶冻样,不能自由流动,不会因重力作用而流至身体的低垂部位,成分上除蛋白质外同血浆。组织液不断更新是维持内环境稳态和组织细胞正常新陈代谢的基本条件。

1. **组织液的生成与回流** 组织液是血浆滤出毛细血管生成的。在有效滤过压驱动下,组织液不断由毛细血管动脉端生成,又不断从毛细血管静脉端回流的过程称为组织液循环。组织液生成的动力是有效滤过压,它取决于毛细血管血压、组织液胶体渗透压、血浆胶体渗透压和组织液静水压四个因素,前二者为血浆滤出生成组织液的力量,后二者为组织液回流的力量。滤过力与回流力之差为组织液有效滤过压,即:

有效滤过压=(毛细血管血压+组织液胶体渗透压)-(血浆胶体渗透压+组织液静水压)

人体毛细血管动脉端血压约为30mmHg,毛细血管静脉端血压约为12mmHg,血浆胶体渗透压约为25mmHg,组织液胶体渗透压约为15mmHg,组织液静水压约为10mmHg。在毛细血管动脉端的有效滤过压为10mmHg,血浆从毛细血管滤出生成组织液;毛细血管静脉端的有效滤过压为-8mmHg,大部分组织液又回流入毛细血管;另有一小部分组织液进入毛细淋巴管生成淋巴液,经淋巴系统再回流到血液中(图4-13)。

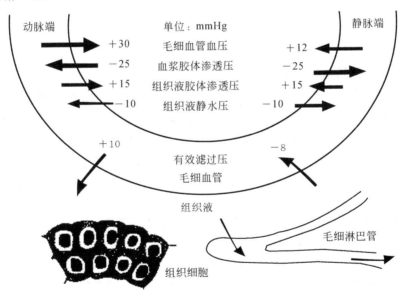

图4-13 组织液生成与回流

2. **影响组织液生成与回流的因素** 正常情况下,组织液不断生成,又不断回流入血管,保持了血量与组织液量的动态平衡。如果这种动态平衡遭到破坏,出现组织液生成过多或回流减少,体液就可潴留在组织间隙形成水肿。上述形成有效滤过压的各种因素,如毛细血管血压升高、血浆胶体渗透压降低、淋巴回流受阻等都是形成水肿的常见原因。此外,毛细血管壁通透性增高,部分血浆蛋白滤出进入组织液,使组织液生成增多,也会发生水肿。

（二）淋巴液及淋巴循环的意义

1. 淋巴液的生成与回流　组织液渗入毛细淋巴管，即成为淋巴液。淋巴液经淋巴循环回流入静脉，淋巴循环是组织液向血液回流的辅助系统。

2. 淋巴循环的生理意义

（1）调节体液平衡：毛细淋巴管由单层内皮细胞构成，管壁无基膜层，通透性极高，能将大约10%的组织液通过淋巴循环回流血液，维持组织液生成与回流的平衡。

（2）回收蛋白质：毛细淋巴管壁的通透性大，能将毛细血管壁溢出的微量蛋白质经组织液透入毛细淋巴管带回血液，维持血管内外胶体渗透压及水平衡。

（3）运输脂肪等营养物质：由肠道吸收的脂肪，80%～90%通过淋巴循环运输入血液。因此，小肠的淋巴液呈乳糜状。

（4）防御和屏障作用：淋巴液途经淋巴结时，淋巴结内的巨噬细胞能清除由组织液进入淋巴液中的细菌及其他异物。

第三节　心血管活动的调节

心血管系统的功能活动能随机体内、外环境的改变而变化，以适应机体各组织器官在不同状态下对血流量的需要，并保持动脉血压相对稳定。这种适应性变化主要是在神经和体液调节下进行的。

一、神经调节

（一）心脏和血管的神经支配

1. 心脏的神经支配及其作用　心脏受心迷走神经和心交感神经的双重支配（图4-14）。

（1）心迷走神经及其作用：心迷走神经属于副交感神经，节前纤维起始于延髓心迷走中枢，节前纤维行于迷走神经干，在胸腔内与心交感神经一起组成心丛进入心脏。在心内神经节换元后，节后纤维支配窦房结、心房肌、房室交界、房室束及其分支，但对心室肌支配密度较小。心迷走神经的节前和节后纤维都是胆碱能纤维。心迷走神经兴奋，其节后纤维末梢释放乙酰胆碱与心肌细胞膜上 M 受体结合，对心脏产生抑制效应，具体表现为心缩力（主为心房）减弱、房室传导减慢、心率减慢，以致心输出量减少，乃至动脉血压下降。

（2）心交感神经及其作用：心交感神经起始于脊髓 T_{1-5} 侧角神经元，在颈交感神经节换元，节后纤维组成心丛，支配窦房结、房室交界、房室束、心房肌和心室肌。心交感神经节后纤维末梢释放去甲肾上腺素，后者与心肌细胞膜上 β_1 受体结合，对心脏产生兴奋效应，具体表现表现为心率加快、房室传导加速、心肌收缩力增强，以致心输出量增多，血压上升。

2. 血管的神经支配及其作用　支配血管的神经分为交感缩血管神经和舒血管神经。

（1）缩血管神经及其作用：绝大多数血管只受交感缩血管神经的支配。它发自脊髓 T_1、L_3 侧角，其节后纤维末梢释放的去甲肾上腺素，与血管平滑肌细胞膜上 α 受体结合，使血管平滑肌收缩，外周阻力增加，血压上升。

（2）舒血管神经及其作用：有两类舒血管神经。一类是交感舒血管神经，它支配骨骼肌血管，其末梢释放乙酰胆碱，使骨骼肌血管舒张，保证肌肉足够血液供应；另一类是副交感舒血管神经，支配脑、唾液腺、胃肠腺体和外生殖器的血管，其末梢释放乙酰胆碱，使血管舒张，作用在

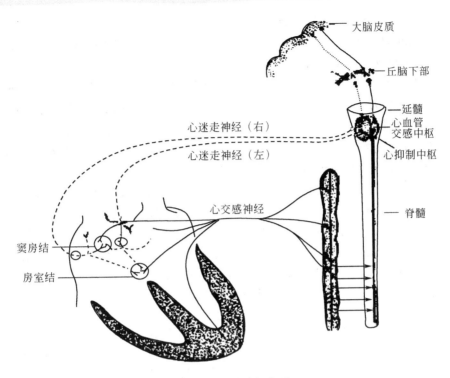

图 4-14 心的神经支配

于调节局部器官血流量。

(二) 心血管中枢

中枢神经系统内控制心血管活动的神经元群,称心血管中枢。分布于从脊髓到大脑皮质的各个层面上,它们联系密切,共同调节着心血管系统的活动。

一般认为,心血管活动最基本中枢在延髓。包括心交感中枢、心迷走中枢和交感缩血管中枢各 1 对,它们分别发出心交感神经、心迷走神经和交感缩血管神经,通过中枢的紧张性活动完成对心脏和血管的调节功能。心交感中枢和心迷走中枢对心脏的作用是相互拮抗的,它们通过各自的传出神经发放一定频率的冲动,控制心血管的活动,使心率、血压维持在正常范围。正常情况下,上述 3 对心血管中枢都处于持续性的兴奋状态,称紧张性。心交感中枢和心迷走中枢的紧张性有交互抑制现象。由于心交感和心迷走中枢对心脏的效应分别为心脏活动加强和抑制,故心交感中枢又称加速中枢,心迷走中枢又称心抑制中枢。

调节心血管活动的较高级和高级整合中枢位于中脑、丘脑下部和大脑皮质等部位,在调节心血管活动中比延髓心血管中枢更复杂、更加高级,主要是对心血管活动与机体其他功能活动进行整合。

(三) 心血管反射

1. 颈动脉窦和主动脉弓压力感受性反射

(1)动脉压力感受器:在颈动脉窦和主动脉弓血管外膜下的感觉神经末梢,称动脉压力感受器。颈动脉窦压力感受器的传入神经是窦神经,主动脉弓压力感受器的传入神经是主动脉神经,分别通过舌咽神经和迷走神经进入延髓,最后到达孤束核。

（2）反射过程:动脉血压突然或波动性升高,血管壁扩张,刺激颈动脉窦、主动脉弓压力感受器兴奋,传入冲动沿窦神经、主动脉神经传至延髓孤束核附近的心血管中枢,在孤束核换元后,发出纤维分别使延髓心迷走中枢紧张性增加、心交感中枢紧张性降低、缩血管中枢紧张性降低,使心迷走神经传出冲动增加、心交感神经传出冲动减少、缩血管神经传出冲动减少,引起心率减慢、心肌收缩力降低、输出量减少、血管舒张、外周阻力下降,使血压降至正常(图4-15)。由于心输出量减少,外周阻力降低,使动脉血压降至正常水平。从以上反射可见,血压升高传入冲动引起的反射效应是血压下降,故又称减压反射。当动脉血压波动性或突然下降,上述反射并不消失,只是反射过程减弱,使血压回升至正常。

（3）生理意义:减压反射的特点:①对波动性或突然的血压变化敏感,对持续性血压变化不敏感;②波动性血压升高,反射效应增强,反之,反射效应减弱;③对动脉血压在80~180mmHg范围内变化,反射效应最明显;④颈动脉窦的反射效应较主动脉弓反射效应强。

压力感受性反射是一种典型的负反馈调节,它的重要生理意义在于缓冲动脉血压的波动,维持动脉血压的相对稳定。压力感受器对突然变化的动脉血压比较敏感,而对缓慢持续的血压变化不敏感,因此,高血压患者不能通过该反射使血压降至正常。

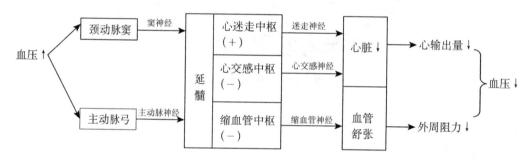

图4-15　降压反射的反馈调节
"↑"表示升高;"↓"表示降低;"+"表示兴奋;"−"表示抑制

重点提示

人由直立突然平卧,动脉血压怎样变化? 为什么? 为什么过一段时间血压又复之正常?

人由直立突然平卧,动脉血压突然升高。因为突然平卧,重力对静脉回流的阻力作用明显减弱,使静脉回心血量突然增加,心输出量突然增加,故动脉血压突然升高。过一段时间通过减压反射增强,使血压又复之正常。

2. 颈动脉体和主动脉体化学感受性反射　在颈总动脉分叉处的颈动脉体和主动脉弓区域的主动脉体,能感受血中某些化学成分变化的刺激,称为颈动脉体和主动脉体化学感受器。

当血PCO_2升高、PO_2降低、H^+升高,伴血压降低时,刺激颈动脉窦、主动脉体化学感受器兴奋,传入冲动分别沿窦神经、主动脉神经传至延髓,分别使延髓呼吸运动中枢紧张性增加,使呼吸运动增强,继发心率加快,心排血量增加;同时使延髓缩血管中枢紧张性增强,缩血管神经传出冲动增加,使血管收缩,外周阻力增加。由于心输出量增加,外周阻力增加,使动脉血压升高。

从以上反射可见,反射的结果是动脉压升高,故又称加压反射。该反射在正常情况下只维持呼吸运动,对维持血中 O_2 和 CO_2 的相对稳定起着重要作用;只有在缺 O_2、创伤、窒息、酸中毒和休克等应激情况下,才能参与升血压调节作用。

3. 其他心血管放射 手小鱼际压迫眼球 15s,可以反射性引起心迷走中枢及心迷走神经兴奋,使心率减慢,血压下降的现象,称为眼心反射。连续吞咽 10s 左右,也可以反射性引起心迷走中枢及心迷走神经兴奋,使心率减慢,血压下降,称为吞咽反射。临床上对于阵发性心动过速患者,医护人员可指导其做眼心反射或吞咽反射,紧急减缓心率,缓解心悸症状。

二、体液调节

(一)全身性体液调节

1. 肾上腺素和去甲肾上腺素 血液中的肾上腺素和去甲肾上腺素主要由肾上腺髓质分泌,两者对心脏和血管的作用相似,但又有所不同,这是因为心肌和血管平滑肌细胞膜上肾上腺素能受体的差异所致。

(1)肾上腺素:对心肌的作用较强,主要与心肌细胞膜上 β_1 受体结合,使心率增快,心肌收缩力增强,心排血量增多。故临床上常将肾上腺素作为常用的"强心药"。肾上腺素也可与皮肤、腹腔器官血管平滑肌上 α 受体结合,使皮肤、腹腔脏器血管收缩;还可与骨骼肌、肝、冠状血管膜上 β_2 受体结合,使骨骼肌、肝、冠状血管扩张。因此,肾上腺素对外周阻力影响不大。

(2)去甲肾上腺素:去甲肾上腺素主兴奋血管平滑肌细胞膜上的 α 受体,能使除冠状动脉外的血管收缩,尤其是小动脉强烈收缩,外周阻力显著增大,血压明显升高。故临床上常将去甲肾上腺素作为常用大的"升压药"。生理情况下,去甲肾上腺素对心肌细胞膜上 β_1 受体兴奋作用较弱,故强心作用较弱。

2. 肾素-血管紧张素系统 当大失血或肾疾病导致肾血流量减少或血 Na^+ 降低时,刺激肾脏近球旁细胞分泌肾素,肾素是一种蛋白水解酶,能使肝产生的血管紧张素原水解为血管紧张素 I,后者在血管紧张素转换酶的作用下水解成血管紧张素 II,血管紧张素 II 在血浆和组织中氨基肽酶的作用下,生成血管紧张素 III。

血管紧张素 I 对多数组织细胞不具有活性;血管紧张素 II 是已知很强的缩血管物质之一,它能使全身小动脉收缩,外周阻力增大,动脉血压升高,并可刺激肾上腺皮质球状带合成和释放醛固酮,醛固酮有保 Na^+、排 K^+、保水作用,从而引起血容量增多,血压升高;血管紧张素 III 的缩血管效应较弱,但促进醛固酮合成和释放的作用较强。

肾脏疾病久治不愈使肾血流量长期减少,可导致肾素分泌增加,血管紧张素 II 产生增多,使肾素-血管紧张素系统功能亢进,引起肾性高血压。肾性高血压是常见的继发性高血压。

3. 血管升压素 在正常情况下,血管升压素的主要作用是减少尿的生成和增加血容量,但不参与血压调节,故又称抗利尿激素。血管升压素水平升高时,可引起血管强烈收缩,使血压升高。当机体处于失血等情况而使循环血量减少时,该激素在血中浓度将显著升高,对保持循环血量和维持动脉血压起一定作用。

（二）局部性体液调节

组织细胞在代谢过程中产生的某些化学物质,如 CO_2、H^+、腺苷、乳酸等,可引起局部微动脉和毛细血管前括约肌舒张,局部血流量增加,清除聚集的代谢产物。激肽、组胺、前列腺素等物质可引起局部血管舒张,增加局部血流量,对局部组织的血液循环起一定的调节作用。由于这些物质产生后被血液运走、稀释或被很快灭活,故只能发挥局部作用,而不能呈现全身作用,对外周阻力无影响。

第四节 生命器官的循环特点

一、冠状动脉循环特点

1. 冠状动脉血流量较大,安静时约 225ml/min,占心排血量的 4%～5%。
2. 冠状动脉血流量易受心室收缩挤压作用的影响,心脏缩收期血流量低于心脏舒张期,冠脉血液供应主要发生在心脏舒张期。
3. 缺氧和局部代谢产物对其血流量的调节起主要作用。
4. 心脏毛细血管极丰富,与心肌纤维比例为 1:1,心内膜下侧支循环丰富。

二、肺循环特点

1. 肺血流量较大,安静时约为 450ml/min,占心排血量的 9%。
2. 肺血流量变化大,可随呼吸运动周期而变动,吸气时增多,深吸气时可增至 1000 ml,呼气时减少,深呼气时可减至 200 ml。
3. 肺循环阻力小,压力低,收缩压为 22mmHg,舒张压为 7mmHg。
4. 肺有两套血液供应,呼吸性细支气管及其以下部位接受肺动脉血液供应,呼吸性细支气管以上部位接受支气管动脉血液供应。肺血管短,分支也多,故其压力也低。
5. 肺循环无组织液生成,这是肺动脉压低造成肺毛细血管血压也低的缘故。

三、脑循环特点

1. 脑血流量大,安静时达 750ml/min,占心排出量的 15%。
2. 脑耗氧量大,安静时脑总耗氧量约 50 ml/min,占全身总耗氧量的 20%。脑组织血流中断 3～5 min,将因缺氧发生不可逆的脑损伤。
3. 脑血流量受颅腔容积所限,其变动范围较小。
4. 脑组织对缺氧极其敏感,局部代谢产物是调节脑血流量的最主要因素。
5. 动脉血压为 60～140mmHg 时,脑血流量通过自身调节保持相对稳定。

四、肾循环特点

1. 肾血流量大,安静时两侧肾的血流量为 1200 ml/min,占心排血量的 20%～25%。
2. 肾内血流分布不均匀,其中肾皮质为 94%、外髓为 5%～6%、内髓约 1%。
3. 肾有入球小动脉和出球小动脉两套小动脉,有肾小球毛细血管网和肾小管周围毛细血管网两套毛细血管网。

4. 肾小球毛细血管血压较高,利于肾小球滤过;肾小管毛细血管血压较低,利于肾小管、集合管的重吸收。

5. 动脉血压为 80~180mmHg 时,肾血流量通过自身调节保持相对稳定。

五、肝循环特点

1. 肝血流量极其丰富,安静时肝血流量为 1250 ml/min,占心排血量的 25%。

2. 肝血流量有门静脉和肝动脉双重来源,其中 1/4 来自肝动脉,3/4 来自门静脉,两种血液在肝血窦混合。

3. 肝循环阻力小,门静脉压力<8mmHg,肝静脉压力几乎为零,肝静脉压是影响肝血流量的主要因素。

4. 肝血窦存血量较大,有贮血库的作用。

(孙永波)

讨论与思考

1. 压力较低的静脉血是怎样返回心脏的?

2. 血液是怎样射入压力较高的动脉的?

3. 心脏内单一方向的血液流动是怎样形成的?

4. 心动周期中,心腔压力、心瓣膜开闭、血流方向、心室容积有何变化?

5. 分析第一心音和第二心音产生原因及特点。

6. 心室肌细胞动作电位怎样分期? 各期产生原因?

7. 心脏的传导途径及其特点?

8. 房室延搁的生理意义、心肌有效不应期的特点及其生理意义。

9. 动脉血压是怎样形成的? 哪些因素可以影响动脉血压形成?

10. 健康人动脉血压是怎样维持相对稳定的?

11. 人由直立突然平卧,动脉血压怎样变化? 为什么? 为什么过一段时间血压又恢复正常?

12. 肾上腺素和去甲肾上腺素对心血管的作用有何不同?

第 5 章

呼 吸

机体细胞与外界环境之间的气体交换过程,称为呼吸。通过呼吸,机体从外界环境摄取新陈代谢所需要的 O_2,排出代谢所产生的 CO_2。呼吸的全过程由 3 个环节组成(图 5-1):①外呼吸,指外界环境与肺毛细血管血液之间的气体交换过程,包括肺通气和肺换气;②气体在血液中的运输;③内呼吸,主要指组织毛细血管血液与组织细胞之间的气体交换过程,也称组织换气。呼吸的 3 个环节相互衔接并同时进行。

呼吸的生理意义主要在于维持机体内环境中 O_2 和 CO_2 含量的相对稳定,从而满足细胞代

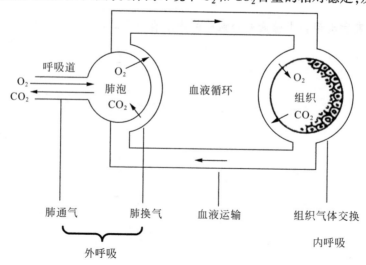

图 5-1　呼吸全过程

谢的需要。因此,呼吸是维持机体生命活动所必需的基本生理过程之一,呼吸一旦停止,生命也将终结。

第一节　肺　通　气

肺通气是外界气体经呼吸道进出肺的过程。实现肺通气的主要结构包括呼吸道、肺泡、胸廓等。呼吸道不仅是气体进出肺的通道,而且对吸入气体具有加温、加湿和过滤清洁等作用;肺泡是肺泡气与血液进行气体交换的场所;胸廓的节律性扩大和缩小则是实现肺通气的动力。

气体进出肺的过程中,既受推动气体流动的动力作用,又受阻止气体流动的阻力作用,动力必须克服阻力,方能实现肺通气。

一、肺通气的动力

肺内压与大气压之差是肺通气的直接动力,肺内压的高低取决于肺的扩张和缩小,但肺自身并不具备自主扩张和缩小的能力,其扩张和缩小依赖于呼吸肌的收缩和舒张引起的胸廓运动,呼吸肌的收缩和舒张所引起的呼吸运动是肺通气的原动力。

(一) 呼吸运动

呼吸肌的收缩和舒张引起的胸廓节律性扩大和缩小称为呼吸运动,包括吸气运动和呼气运动。主要吸气肌为膈肌和肋间外肌,主要呼气肌为肋间内肌,此外还有胸部、颈部和腹部的一些辅助呼吸肌。在不同功能状态下,参与呼吸运动的呼吸肌也不相同。

1. 平静呼吸和用力呼吸　平静呼吸由膈肌和肋间外肌的收缩和舒张引起。吸气时,膈肌收缩,膈顶下降,胸廓上下径增大,同时肋间外肌收缩,肋骨和胸骨上举,肋骨下缘向外侧偏转,胸廓前后径和左右径均增大;胸廓扩大,肺随之扩张,肺内容积增大,肺内压降低;当肺内压低于大气压时,气体进肺,完成吸气。呼气时,膈肌和肋间外肌舒张,膈顶、肋骨和胸骨均回位,使胸廓和肺容积缩小,肺内压升高;当肺内压高于大气压时,气体出肺,产生呼气。平静呼吸的特点是吸气是主动过程,而呼气是被动过程。

用力吸气时除膈肌和肋间外肌加强收缩外,辅助吸气肌(胸锁乳突肌、斜角肌等)也参与收缩,使胸廓和肺的容积进一步扩大,更多的气体被吸入肺内;用力呼气则除膈肌和肋间外肌舒张外,还有肋间内肌和辅助呼气肌(腹部肌等)参与收缩,使胸廓和肺容积更加缩小,呼出更多的气体。因此,用力呼吸时吸气和呼气都是主动过程。

2. 胸式呼吸和腹式呼吸　由肋间外肌的收缩和舒张引起的呼吸运动,主要表现为胸廓的张缩,称为胸式呼吸;以膈肌收缩和舒张引起的呼吸运动,主要表现为腹壁的起伏,称为腹式呼吸。健康成年人为混合型呼吸。在妊娠后期或有腹水、腹腔肿瘤时,可呈胸式呼吸;胸膜炎或胸腔积液等疾病时,呈腹式呼吸。

3. 呼吸频率　每分钟呼吸运动的次数,称为呼吸频率。健康成年人安静状态下呼吸频率为12~18次/分,可因年龄、性别、机体功能状态而异。

(二)肺内压及其周期性变化

肺内压是指肺泡内的压力。在呼吸过程中,肺内压呈周期性变化。平静吸气初,肺内压比大气压低1~2mmHg,空气顺压力差进入肺泡,肺内压逐渐升高,至吸气末,肺内压等于大气压;平静呼气初,肺内压比大气压高1~2mmHg,肺泡内气体顺压力差被排出,肺内压逐渐降低,至呼气末,肺内压又等于大气压。正是由于呼吸过程中,肺内压呈现的周期性升降,造成肺内压与大气压之间的压力差,成为实现肺通气的直接动力。

重点提示

人工呼吸

在自然呼吸停止时,可用人为的方法建立肺内压与大气压之间的压力差以维持肺通气,这就是人工呼吸。人工呼吸可分为正压呼吸和负压呼吸,前者如口对口(鼻)呼吸或人工呼吸机呼吸,后者如节律性挤压胸廓或举臂压背等。

（三）胸膜腔及胸膜腔负压

在肺和胸廓之间存在一个潜在的密闭的胸膜腔,由紧贴于肺表面的胸膜脏层和紧贴于胸廓内壁的胸膜壁层所构成。胸膜腔内没有气体,仅有少量浆液。浆液分子的内聚力使两层胸膜贴附在一起可以相互滑动而不易分开,就如同两片用水黏起来的玻璃,故使肺能随胸廓的张缩而张缩。

胸膜腔内的压力称为胸膜腔内压,简称胸内压。平静呼吸时,胸内压始终低于大气压为负压,并随呼吸运动而发生周期性波动。平静呼气末为 $-5 \sim -3$ mmHg;平静吸气末为 $-10 \sim -5$ mmHg(图5-2)。

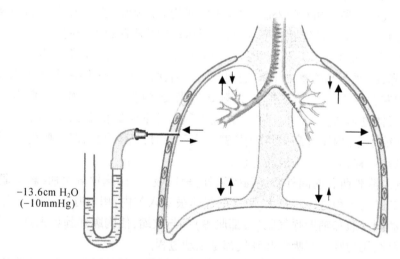

−13.6cm H₂O
(−10mmHg)

图5-2　胸膜腔负压的直接测量

胸膜壁层由于受到坚实胸廓的支持和保护,可以忽略外力的作用,而胸膜脏层受到两种力的作用,一是使肺泡扩张的肺内压,二是使肺泡缩小的肺的回缩力(图5-2)。胸内压正是这两种方向相反的力的代数和,即胸膜腔内压=肺内压−肺的回缩力。在吸气末或呼气末,肺内压等于大气压,因此胸膜腔内压=大气压−肺的回缩力。

若以大气压为0,则胸膜腔内压=−肺的回缩力。可见,胸膜腔负压主要由肺的回缩力形成。吸气时,肺扩张的程度增大,肺的回缩力增大,胸膜腔负压增大;呼气时,肺扩张的程度减小,肺的回缩力减小,胸膜腔负压减小。胸膜腔内负压具有重要生理意义:①保持肺处于扩张状态,并使肺跟随胸廓的运动而舒缩;②促进血液及淋巴液的回流。胸膜腔内负压作用于胸腔内静脉血管、淋巴管,使其扩张,胸膜腔内负压具有"抽吸"作用,促进血液、淋巴液向心脏方向流动。

重点提示

气胸

如果胸膜受损,胸膜腔的封闭性遭到破坏,气体顺压力差进入胸膜腔,这种状态称为气胸。外伤导致胸壁破损,胸膜腔与大气直接相通,称为开放性气胸。这时胸膜腔负压减小,甚至消失,肺因回缩而塌陷,不仅肺通气功能出现障碍,血液和淋巴液回流也将减少,严重气胸可因呼吸和循环功能障碍而危及生命,必须紧急处理。

二、肺通气的阻力

肺通气的阻力包括弹性阻力和非弹性阻力。前者约占 70%,后者约占 30%。

(一) 弹性阻力

弹性组织对抗外力作用所引起变形的力,称为弹性阻力。肺和胸廓均为弹性组织,也具有弹性阻力,其弹性阻力的大小可用顺应性来表示。顺应性是指外力作用下弹性组织可扩张的难易程度。容易扩张者,顺应性大,弹性阻力小;反之,不易扩张者,顺应性小,而弹性阻力大。可见顺应性与弹性阻力呈反变关系。肺的弹性阻力即是肺的回缩力,由肺组织弹性纤维的回缩力和肺泡表面张力共同构成。

1. **肺泡表面张力**　在肺泡内表面覆盖一层稀薄的液体,与肺泡气之间形成液-气界面,因为液体分子之间相互吸引力远大于气体分子之间的吸引力,致使液体表面趋于缩小,具有使肺泡缩小的作用,即形成肺泡表面张力。

2. **肺泡表面活性物质**　该物质是由肺泡Ⅱ型细胞合成并分泌的脂蛋白混合物,主要成分是二棕榈酰卵磷脂,以单分子层排列在液体分子层表面,主要作用是降低肺泡表面张力,减低其弹性阻力,增大其顺应性。因肺炎、肺栓塞等疾病时,肺泡Ⅱ型细胞功能受损,肺泡表面活性物质减少,此时,患者的肺弹性阻力增大,顺应性减小,肺不易扩张,表现为吸气困难。

重点提示

呼吸窘迫综合征

胎儿在 6、7 个月以后,肺泡Ⅱ型细胞才开始合成和分泌肺泡表面活性物质,因此,早产儿可因缺乏肺泡表面活性物质而出现新生儿呼吸窘迫综合征,导致死亡。临床常抽取羊水检查,如果检测出肺泡表面活性物质缺乏,可采取延长妊娠时间或用药物促进其合成等措施,预防呼吸窘迫综合征的发生。

(二) 非弹性阻力

非弹性阻力主要来自气道阻力,是指气体流经呼吸道时产生的摩擦阻力,占非弹性阻力的 80% ~ 90%。影响气道阻力的主要因素是气道口径,气道阻力与气道半径的 4 次方成反比;其次是气流速度,流速快则阻力大;流速慢则阻力小。

三、肺通气功能的指标

(一)肺容量

肺容纳气体的量,称为肺容量。在肺通气的过程中,肺容量随着气体的吸入或呼出而发生变化。可用肺量计测定和描记(图5-3)。

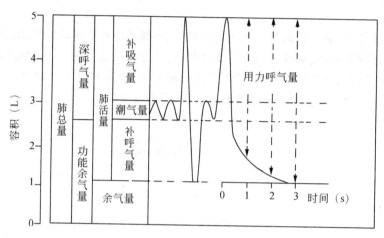

图5-3　肺容量描记

1. **潮气量**　每次呼吸时吸入或呼出的气体量,称为潮气量。平静呼吸时健康成年人的潮气量为400~600ml,平均500ml。

2. **补吸气量**　平静吸气末,再尽力吸气所能吸入的气体量,称为补吸气量。健康成年人为1500~2000ml。

3. **补呼气量**　平静呼气末,再尽力呼气所能呼出的气体量,称为补呼气量。健康成年人为900~1200ml。

4. **余气量和功能余气量**　最大呼气末肺内存留的气体量,称为余气量,健康成年人为1000~1500ml。平静呼气末肺内存留的气体量,称为功能余气量,功能余气量等于余气量与补呼气量之和,健康成年人约2500ml。肺气肿时患者的功能余气量将增大,肺实质性病变时则减小。

5. **肺活量和用力呼气量**　一次最大吸气后再尽力呼气所能呼出的气体量,称为肺活量,是潮气量、补吸气量和补呼气量之和。肺活量有很大个体差异,与性别、年龄、身材大小、呼吸肌强弱等有关。由于测定肺活量时不限制呼气的时间,在某些肺组织弹性降低或呼吸道狭窄的患者,通气功能已受到损害,但如果延长呼气时间,所测肺活量仍可能在正常范围,因而提出了用力呼气量的概念,曾称为时间肺活量。用力呼气量是指一次最大吸气后,以最快速度尽力呼气,同时记录第1、2、3秒末所呼出的气体量占肺活量的百分比。健康成年人第1、2、3秒末呼出的气体量分别占肺活量的83%、96%、99%。其中第1秒末的用力呼气量意义最大。肺弹性降低或阻塞性肺疾病,用力呼气量可显著降低,是评价肺通气功能的较好指标。

6. **肺总量**　肺所能容纳的最大气体量称为肺总量。肺总量等于肺活量与余气量之和,成年男性平均为5000ml,成年女性平均为3500ml。

(二)肺通气量和肺泡通气量

1. **肺通气量** 每分钟吸入或呼出肺的气体总量,称为肺通气量。肺通气量等于潮气量与呼吸频率的乘积。健康成年人平静呼吸时,肺通气量为 6~9L。从事重体力劳动或剧烈运动时可达 70L 以上。最大限度地进行深、快呼吸时,每分钟吸入或呼出的最大气体量,称为最大通气量。它能反映肺通气功能的最大潜力,是估计一个人能进行多大运动量的生理指标之一。一般只测 10s 或 15s 的吸入或呼出气量,再换算成每分钟的最大通气量,健康成年男性平均为 104L,成年女性平均为 82L。

2. **无效腔和肺泡通气量** 每分钟吸入肺泡并能与血液进行气体交换的新鲜空气量称为肺泡通气量。留在上呼吸道与终末细支气管之间的气体,不能参与气体交换,属于解剖无效腔,其容积约为 150ml。此外,进入肺泡内的部分气体,也可因血流在肺内分布不均匀,不能进行有效的气体交换,称为肺泡无效腔。解剖无效腔与肺泡无效腔合称生理无效腔。健康人平卧时,肺泡无效腔接近零,生理无效腔接近或等于解剖无效腔。由于无效腔的气体不参与气体交换,因此,计算有效的肺泡通气量时,必先减去无效腔气量,即

肺泡通气量 =(潮气量−无效腔气量)×呼吸频率

正常情况下,无效腔气量无较大变化。肺泡通气量主要取决于呼吸深度与呼吸频率。同样的肺通气量,深慢呼吸时的肺泡通气量大于浅快呼吸时的肺泡通气量(表 5-1)。可见,对肺换气而言,浅而快的呼吸是不利的,深而慢的呼吸可增加肺泡通气量,对机体是有利的。

表 5-1 不同情况下肺通气量和肺泡通气量的变化

	潮气量 (ml)	无效腔气量 (ml)	呼吸频率 (次/分)	肺通气量 (ml/min)	肺泡通气量 (ml/min)
平静呼吸	500	150	12	6000	4200
浅快呼吸	250	150	24	6000	2400
深慢呼吸	1000	150	6	6000	5100

第二节 气体的交换和运输

肺泡与肺毛细血管血液之间的气体交换,称为肺换气,组织毛细血管血液与组织、细胞之间进行的气体交换,称为组织换气。气体在血液中的运输是沟通内、外呼吸的环节。

一、气体的交换

(一)气体交换的动力

气体分子总是从分压高处向分压低处扩散,气体的分压差是气体交换的动力。混合气体中,某种气体的压力称为该气体的分压。溶解于液体中的气体分压,又称为气体张力。肺泡气、血液和组织内 O_2 和 CO_2 的分压见表 5-2。

表5-2　肺泡气、血液及组织内 O_2 和 CO_2 的分压(mmHg)

	肺泡气	静脉血	动脉血	组织
O_2	102	40	100	30
CO_2	40	46	40	50

(二)气体交换的过程

1. **肺换气**　来自肺动脉的静脉血流经肺毛细血管时,由于静脉血中的 O_2 分压总是低于肺泡气内 O_2 分压,而静脉血中的 CO_2 分压总是高于肺泡气的 CO_2 分压,于是,在分压差作用下, O_2 由肺泡向静脉血中扩散, CO_2 由静脉血向肺泡内扩散。结果静脉血变成了动脉血(图5-4)。

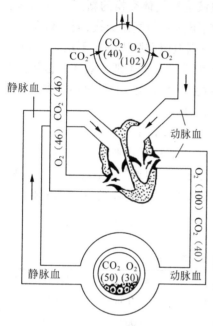

图 5-4　气体交换

2. **组织换气**　在组织中,由于细胞的新陈代谢, O_2 被利用,并产生 CO_2 ,使组织中的 O_2 分压总是低于动脉血中的 O_2 分压, CO_2 分压总是高于动脉血中的 CO_2 分压。当组织毛细血管的动脉血流经组织时,在分压差作用下, O_2 由动脉血向组织内扩散, CO_2 由组织向动脉血扩散。结果动脉血变成了静脉血(图5-4)。

(三)影响肺泡气体交换的因素

1. **气体扩散速度**　气体扩散速度越快,肺泡气体交换效率越高。气体扩散速度受多种因素影响,与气体的分压差和溶解度成正比,与气体分子质量的平方根成反比。在呼吸膜两侧, O_2 分压差约为 CO_2 分压差的10倍, CO_2 在血浆中的溶解度约为 O_2 的24倍, CO_2 与 O_2 分子质量的平方根之比为 $1.14:1$,故 CO_2 的扩散速度是 O_2 的2倍。肺换气功能障碍时,缺 O_2 比 CO_2 潴留更常见。

2. **呼吸膜的厚度和面积**　肺泡气必须通过呼吸膜才能与血液进行气体交换。呼吸膜由6层结构组成(图5-5),正常情况下,呼吸膜很薄,总厚度不到 $1\mu m$,对气体通透性极大。气体交换速度与呼吸膜的厚度成反比。肺水肿、肺纤维化等时,呼吸膜增厚,气体交换速度减慢。气体交换速度与呼吸膜的面积成正比。健康成年人在平静呼吸状态下,呼吸膜的扩散面积约 $40m^2$,运动时可达 $70m^2$ 。肺不张、肺气肿等可造成呼吸膜面积减少,影响肺换气。

3. **通气/血流比值**　通气/血流比值是指每分钟肺泡通气量与每分钟肺血流量的比值。健康成年人安静时,肺泡通气量为 $4.2L/min$;肺血流量即心排血量,约为 $5L/min$,通气/血流比值为0.84。此比值肺换气效率最高,表示流经肺毛细血管的血液与肺泡气可进行最充分的气体交换。如果比值增大,意味着通气过多或血流不足,部分肺泡气体未能与血液气体交换,致使肺泡无效腔增大;反之,若比值减小,意味着通气不足或血流过多,部分静脉血流经通气不良的肺泡,气体得不到充分交换,犹如发生了功能性动—静脉短路。可见,不论比值增大或减小,均可引起肺换气效率降低。

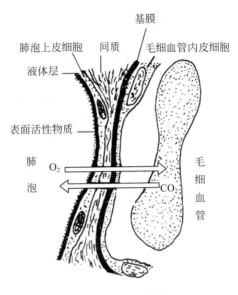

图 5-5 呼吸膜结构

二、气体在血液中的运输

O_2 和 CO_2 在血液中运输的形式有两种,即物理溶解和化学结合。气体主要以化学结合的形式运输,物理溶解的量很少,但它是化学结合或释放的先决条件。进入血液的气体必须首先溶解,然后才能结合;气体释放时也必须从结合状态解离成溶解状态,才能离开血液。

(一)氧的运输

1. 物理溶解 O_2 在血液中溶解的量极少,每升血液中仅溶解 3ml,约占血液运输 O_2 总量的 1.5%。

2. 化学结合 O_2 与红细胞内的血红蛋白(Hb)结合,形成氧合血红蛋白(HbO_2)。它是 O_2 在血液中运输的主要形式,占血液运输 O_2 总量的 98.5%。血红蛋白与 O_2 的结合反应快、可逆、不需酶的参与。血红蛋白与 O_2 的结合和解离主要取决于氧分压。当血液流经氧分压高的肺部时,血红蛋白迅速与 O_2 结合形成大量的 HbO_2;当血液流经氧分压低的组织时,HbO_2 迅速解离释放出 O_2,以供组织细胞利用,成为去氧血红蛋白。可用下式表示

$$Hb + O_2 \underset{\text{分压低(组织)}}{\overset{\text{分压高(肺)}}{\rightleftharpoons}} HbO_2$$

氧合血红蛋白(HbO_2)呈鲜红色,而去氧血红蛋白呈暗红色。当毛细血管血液中的血红蛋白含量达 5g/100ml 以上时,皮肤、黏膜或甲床等部位可呈现暗紫色,称为发绀。出现发绀常表示机体缺氧,但也有例外,如红细胞增多症患者,可出现发绀而机体不一定缺氧;相反,严重贫血或 CO 中毒时,机体虽然缺氧却无发绀发生。

(二)二氧化碳的运输

1. 物理溶解 CO_2 在血液中的溶解度比 O_2 大,每升血液中可溶解 30ml,约占血液运输 CO_2 总量的 5%。

2. 化学结合 CO_2 的化学结合形式有两种,一是碳酸氢盐形式,约占总量的 88%;二是氨

基甲酸血红蛋白形式,约占总量的 7%。

(1)碳酸氢盐:从组织扩散进入血液的 CO_2 首先溶解于血浆,然后大部分扩散入红细胞,红细胞内含有丰富的碳酸酐酶,在碳酸酐酶的催化下,CO_2 和 H_2O 迅速结合生成 H_2CO_3,H_2CO_3 再解离成 H^+ 和 HCO_3^-(图 5-6)。当红细胞内 HCO_3^- 的浓度升高时,HCO_3^- 极易透过红细胞膜向血浆扩散。HCO_3^- 小部分在红细胞内与 K^+ 生成 $KHCO_3$,大部分在血浆中与 Na^+ 生成 $NaHCO_3$。因为红细胞膜不允许正离子自由通过,而允许小的负离子通过,所以 Cl^- 便由血浆扩散进入红细胞,以维持细胞内外的电位平衡,这一现象称为 Cl^- 转移。上述反应中产生的 H^+,大部分与血红蛋白结合而被缓冲。在肺部,以上反应向相反方向进行,CO_2 释放入肺泡并排出体外。

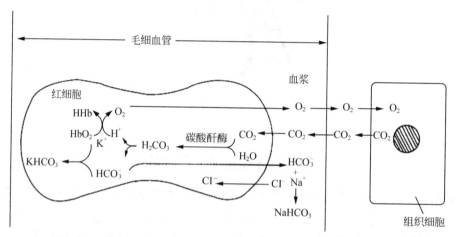

图 5-6 二氧化碳在血液中的运输

(2)氨基甲酸血红蛋白:在红细胞内,一部分 CO_2 与血红蛋白的氨基结合,生成氨基甲酸血红蛋白,这一反应无需酶的催化,而且迅速、可逆,如下式所示。

$$HbNH_2O_2 + CO_2 \underset{CO_2分压低(肺)}{\overset{CO_2分压高(组织)}{\rightleftharpoons}} HbNHCOOH + O_2\uparrow$$

CO_2 与血红蛋白的结合较为松散。在外周组织 CO_2 分压较高,反应向右侧进行;在肺泡,CO_2 分压较低,反应向左侧进行。

第三节 呼吸运动的调节

呼吸运动是一种节律性的活动,并且呼吸的频率和深度还能随内、外环境的变化而改变,使肺通气量与机体代谢相适应,这主要是依靠神经系统的调节来实现的。

一、呼吸中枢

中枢神经系统内产生和调节呼吸运动的神经元群,称为呼吸中枢,分布于大脑皮质、脑干和脊髓等部位,对呼吸运动发挥着不同的调节作用。

(一)脊髓

支配呼吸肌的运动神经元位于脊髓前角,发出膈神经和肋间神经来调节膈肌和肋间肌的活动。实验证明,在脊髓与延髓之间横断时,动物的呼吸立即停止并不能再恢复。说明呼吸节律的产生不在脊髓,脊髓只是联系高位中枢与呼吸肌活动的中继站和整合某些呼吸反射的初级中枢。

(二)延髓

研究发现,延髓中存在与呼吸有关的不同类型的神经元,如吸气神经元和呼气神经元,主要集中在腹侧和背侧的两组神经核团内,吸气、呼气神经元分布无明显差异,其轴突纤维与脊髓前角的呼吸肌运动神经元发生联系,以控制吸气肌和呼气肌的活动。如果在延髓与脑桥之间横切,保留延髓和脊髓的动物,节律性呼吸仍存在,但表现为呼吸不规则,呈现喘息样呼吸,说明延髓是产生节律性呼吸的基本中枢。

(三)脑桥

实验发现,在脑桥上、中部之间横切后,动物呼吸变慢变深,如果再切断两侧迷走神经,吸气大大延长,称为长吸式呼吸。现又发现脑桥上部背外侧的一些神经核团,主要含有吸气-呼气神经元,其作用是抑制吸气,促进吸气向呼气转化,可防止过深过长的吸气,称为呼吸调整中枢,该中枢的神经元与延髓呼吸中枢之间有双向联系。目前认为,正常呼吸节律是脑桥和延髓呼吸中枢共同活动形成的。

(四)高位中枢

脑桥以上的高位中枢,如下丘脑、边缘系统、大脑皮质等对呼吸也有调整作用。如当体温升高时,呼吸常变浅变快是因为血液温度升高,刺激下丘脑体温调节中枢,再通过脑干呼吸中枢来改变呼吸运动。在一定范围内加深加快呼吸或随意屏气,如说话、唱歌等,可由条件反射或情绪改变而引起呼吸变化,这些都是在大脑皮质的控制下进行的。

二、呼吸运动的反射性调节

(一)化学感受性反射

动脉血或脑脊液中的 O_2、CO_2 与 H^+ 的浓度发生变化时,可通过化学感受性反射调节呼吸运动,而机体又可通过呼吸运动调节血液中 O_2、CO_2 与 H^+ 的浓度,从而维持内环境的相对稳定。

调节呼吸运动的化学感受器,依据存在部位不同,分为外周化学感受器和中枢化学感受器。外周化学感受器主要是指颈动脉体和主动脉体,兴奋时冲动经窦神经和主动脉神经传入延髓呼吸中枢,反射性地引起呼吸加深加快;中枢化学感受器位于延髓腹外侧浅表部位,能感受脑脊液中 H^+ 的刺激,并通过神经联系,兴奋呼吸中枢,使呼吸加强加快。

1. CO_2 对呼吸运动的调节 CO_2 是调节呼吸运动的最重要的生理性化学因素。当动脉血 CO_2 分压降到很低水平时,可出现呼吸暂停。因此,动脉血中一定水平的 CO_2 分压对维持呼吸中枢的基本活动是必需的。当吸入气中 CO_2 含量增加到 1% 时,呼吸开始加深,增至 4% 时,呼吸频率也加快,肺通气量可增加 1 倍以上。但当超过 7% 时,通气量不再增大,导致血液中的 CO_2 明显增加,呼吸中枢抑制,出现呼吸困难、头痛、头晕,严重时昏迷甚至死亡。

CO_2 对呼吸运动的调节作用是通过刺激外周化学感受器和中枢化学感受器两条途径兴奋呼吸中枢实现的,且以后者为主,约占总效应的 80%。对中枢化学感受器的有效刺激因素不

是 CO_2 本身,而是 CO_2 通过血-脑屏障进入脑脊液后,与 H_2O 生成 H_2CO_3,由 H_2CO_3 解离出 H^+ 而发挥调节作用。

2. 低氧对呼吸运动的调节　动脉血中氧分压降低时,一方面直接抑制呼吸中枢;另一方面又通过外周化学感受器,间接兴奋呼吸中枢。实验发现,切断动物外周化学感受器的传入神经或摘除颈动脉体和主动脉体后,低氧对呼吸的兴奋作用消失,出现呼吸抑制,表明低氧对呼吸的兴奋效应完全是通过外周化学感受器实现的。

低氧对呼吸的影响取决于低氧的程度。机体处于轻度低氧状态时,低氧通过外周化学感受器对呼吸中枢的兴奋作用占主导地位,呼吸加深加快;在严重低氧时,外周化学感受器的反射效应不能对抗低氧对呼吸中枢的直接抑制作用,可导致呼吸减弱,甚至呼吸停止。

3. H^+ 对呼吸运动的调节　动脉血中 H^+ 浓度升高时,主要刺激外周化学感受器,反射性地引起呼吸加深加快。因血液中的 H^+ 不易通过血-脑屏障,对中枢化学感受器的刺激作用较小。

(二)肺牵张反射

肺扩张时引起吸气被抑制和肺缩小时引起吸气的反射,称为肺牵张反射,包括肺扩张反射和肺缩小反射。当吸气时,肺扩张到一定程度,刺激位于气管到细支气管平滑肌内的肺牵张感受器,传入冲动沿迷走神经传入延髓,抑制吸气中枢,使吸气终止转为呼气。在动物这一反射较明显。如果切断动物的两侧迷走神经,动物出现吸气延长,呼吸变深变慢。肺扩张反射存在明显的种属差异,兔的最强,人的最弱。健康人在平静呼吸时,该反射不参与呼吸调节,只有在病理情况下,才参与呼吸调节,使呼吸变浅变快。

肺缩小反射对平静呼吸的影响不大,可能在阻止呼气过深和肺不张时起一定的作用。

(三)防御性反射

1. 咳嗽反射　当机械性或化学性刺激作用于喉、气管和支气管黏膜时,可引起咳嗽反射,能将呼吸道内的异物或分泌物排出,具有清洁、保护和维护呼吸道通畅的作用。

2. 喷嚏反射　当刺激作用于鼻黏膜时,则可引起喷嚏反射,其作用在于清除鼻腔中的刺激物。

(林艳华)

讨论与思考

1. 实现肺通气的动力和阻力有哪些?
2. 胸膜腔负压形成的主要原因是什么? 气胸会引起什么样的后果?
3. 肺活量和用力呼气量的区别是什么?
4. CO_2、低氧及 H^+ 浓度升高对呼吸运动的影响及作用途径有何异同?

第 6 章

消化与吸收

学习要点

1. 胃液的性质、成分、作用及胃的运动形式
2. 胰液和胆汁的主要成分及作用
3. 小肠的运动方式及其在吸收中的重要地位
4. 交感神经和副交感神经对消化道活动的主要作用

人体在生命活动过程中,不仅要从外界环境中获取足够的氧气,还必须摄取各种营养物质。食物中的营养物质包括糖类、蛋白质、脂肪、水、无机盐和维生素。其中糖类、蛋白质、脂肪等是结构复杂的大分子物质,不能直接被人体利用,必须在消化道内分解成结构简单的、可溶性的小分子物质,才能被吸收利用。食物大分子在消化道内被分解成可被吸收的小分子物质的过程,称为消化。被消化后的小分子营养物质以及水、无机盐等,通过消化道黏膜进入血液和淋巴液的过程,称为吸收。消化和吸收是两个紧密联系的过程。

消化的方式分为机械性消化和化学性消化两种。前者通过消化道的肌肉活动,将食物磨碎,同时与消化液充分混合,并将食物不断地向消化道远端推送的过程称为机械性消化;后者通过消化腺分泌的各种消化酶的化学作用,将大分子营养物质进行化学分解,使之变成可吸收的小分子物质的过程称为化学性消化。这两种消化方式是同时进行的,紧密配合、相互促进、共同完成对各种食物的消化。

第一节　消化道各段的消化功能

一、口腔内消化

消化过程由口腔开始。食物在口腔内经过咀嚼而被磨碎,并与唾液混合,形成食团,然后通过吞咽动作由食管入胃。唾液中的消化酶对食物有较弱的化学性消化作用。

(一)唾液的成分及其作用

唾液是口腔内 3 对大唾液腺(腮腺、颌下腺和舌下腺)以及舌与口腔黏膜的小唾液腺分泌

的无色、无味、近于中性的低渗液体。健康成年人每日分泌量为 1～1.5L,唾液中水分约占 99%,有机物和无机物约占 1%,有机物主要是唾液淀粉酶、溶菌酶、黏蛋白、球蛋白等,无机物主要是 Na^+、K^+、Ca^{2+}、Cl^- 等。

唾液的主要作用有:①湿润口腔和溶解食物,有利于吞咽、说话和引起味觉;②清除口腔内食物残渣,稀释、中和有害物质,其中,溶菌酶与免疫球蛋白具有杀菌和杀病毒作用,起到保护和清洁作用;③唾液淀粉酶可将淀粉分解成麦芽糖;④进入体内的铅、汞等物质可部分随唾液排出,有些毒性很强的微生物,如狂犬病病毒也可以从唾液排出。

(二)咀嚼和吞咽

1. 咀嚼 咀嚼是由咀嚼肌群协调而有序地收缩而完成的复杂的反射性动作,其作用是利用牙齿将大块食物切割、磨碎;同时经舌的搅拌使食物与唾液充分混合形成食团,便于吞咽;并使食物与唾液淀粉酶充分混合,有助于淀粉的化学性消化;通过咀嚼可增强味觉,还可反射性地引起胃液、胰液、胆汁的分泌,为食物的进一步消化提供有利的条件。

2. 吞咽 吞咽是使食物由口腔经食管进入胃的一种复杂的反射动作,吞咽动作分为 3 个阶段:第 1 个阶段由口腔到咽,由舌把食团推到咽部,属大脑皮质支配下的随意运动;第 2 个阶段由咽到食管上端,这是通过食团刺激软腭所引起的一系列急速反射动作,包括软腭上举,咽后壁向前突出,封闭咽与鼻腔的通路,喉头上举并向前紧贴会厌,封闭咽至气管的通道,此时呼吸暂停,喉头前移,食管上口张开,食团经咽进入食管;第 3 阶段由食管下行至胃,通过食管蠕动把食团经贲门送入胃内。其中,食物容易在第二个阶段误入气管产生气管异物。

蠕动是消化道平滑肌顺序舒张和收缩所形成的一种向前推进的波形运动,是消化道平滑肌共有的运动形式。食团的前面是舒张波,后面是收缩波,舒张波与收缩波依次下传,将食团推

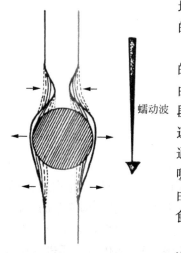

图6-1 食管蠕动

向消化道下段(图6-1)。

二、胃 内 消 化

胃具有暂时储存食物和初步消化食物的功能。食物在胃内受到胃液的化学性消化和胃壁肌肉的机械性消化后,形成粥样食糜,食物中部分蛋白质被初步分解,食糜被逐步推入十二指肠。

(一)胃液的成分及其作用

胃液是胃腺分泌的无色、酸性液体,pH 为 0.9～1.5。健康成年人每日分泌量为 1.5～2.5L,主要成分有盐酸、胃蛋白酶原、内因子和黏液。

1. 盐酸 胃液中的盐酸又称胃酸,由胃腺的壁细胞分泌。胃液中的盐酸有两种存在形式:一种处于游离状态,称为游离酸,一种与蛋白质结合,称为结合酸,两者在胃液中的总浓度称为胃液的总酸度。

盐酸的生理作用:①激活胃蛋白酶原,使之转变为有活性的胃蛋白酶,并为胃蛋白酶作用提供适宜的酸性环境;②使食物中的蛋白质变性而易于分解;③杀灭随食物进入胃内的细菌;

④盐酸进入小肠后可促进胰液、胆汁和小肠液的分泌;⑤盐酸在小肠内所造成的酸性环境有利于小肠对钙、铁等的吸收。

盐酸分泌过少,可引起腹胀、腹泻等消化不良症状;分泌过多对胃和十二指肠黏膜有侵蚀作用,成为消化性溃疡的病因之一。

2. 胃蛋白酶原 由胃腺的主细胞分泌,被盐酸或已活化的胃蛋白酶激活为有活性的胃蛋白酶,可将食物中的蛋白质分解成为䏣、胨和少量的多肽及氨基酸。胃蛋白酶发挥作用的最适 pH 为 2~3,当 pH 超过 6 时,胃蛋白酶活性消失。

3. 内因子 由胃腺壁细胞分泌的一种糖蛋白,能与食物中的维生素 B_{12} 结合形成复合物,保护维生素 B_{12} 不被消化酶破坏,促进回肠黏膜对维生素 B_{12} 的吸收。

4. 黏液 由胃腺的黏液细胞和胃黏膜表面的上皮细胞所分泌。黏液分泌后覆盖在胃黏膜表面,形成一层凝胶状的保护层。

黏液与胃黏膜分泌的 HCO_3^- 结合在一起,构成黏液-碳酸氢盐屏障,使胃黏膜表面保持中性或偏碱性,防止盐酸和胃蛋白酶对胃黏膜的化学侵蚀。胃黏膜上皮细胞顶端的细胞膜和相邻细胞之间紧密连接的致密结缔组织共同形成的一层脂蛋白层,称为胃黏膜屏障,它能防止胃腔内的 H^+ 侵入胃黏膜,也能防止 Na^+ 从黏膜向胃腔扩散。

(二)胃的运动

1. 胃运动的形式

(1)紧张性收缩:胃壁平滑肌经常处于一种缓慢、微弱而持续的收缩状态,称为紧张性收缩。其作用有:①有助于保持胃的正常形态和位置;②维持一定的胃内压,有利于胃液渗入食物;③胃的其他运动形式产生的基础。

(2)容受性舒张:进食时食物刺激口腔、咽、食管等处的感受器后,通过迷走神经反射性引起胃底和胃体平滑肌舒张,称为胃的容受性舒张,是胃所特有的运动形式。容受性舒张使大量食物进入胃后,胃内压无明显变化,有利于胃容纳和储存食物。

(3)蠕动:食物入胃约 5min 开始蠕动,蠕动起始于胃体的中部,并有节律地向幽门方向推进。蠕动波的频率约 3 次/分,通常是一波未平,一波又起,其作用是搅拌和磨碎食物,使胃液与食物充分混合,以利于化学性消化,并推动胃内容物通过幽门向十二指肠移动(图6-2)。

2. 胃的排空 食糜由胃排入十二指肠的过程,称为胃的排空。食物入胃后 5min 即开始排空,其排空速度与食物的物理性状和化学成分有关。一般情况下流体食物较固体食物排空快;小颗粒食物比大块食物的排空快;等渗溶液比非等渗溶液排空快。3 种主要营养物质中,糖类排空最快,蛋白质次之,脂肪最慢。混合性食物由胃完全排空通常需要 4~6h。

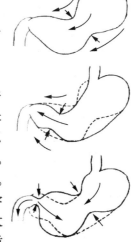

图6-2 胃的蠕动

胃排空的动力来源于胃的运动引起的胃内压升高。胃排空主要取决于胃和十二指肠之间的压力差。当大量食物进入胃内后,通过神经反射或壁内神经丛的作用,使胃的紧张性收缩和蠕动增强,胃内压升高,当胃内压大于十二指肠内压时,胃的幽门舒张,使胃内的 1~2ml 食糜排入十二指肠。当食糜进入十二指肠后,刺激十二指肠壁中的机械感受器和化学感受器,反射性地抑制胃的运动和胃的排空,称为肠-胃反射。通过肠-胃反射和体液(抑胃肽、促胰液素等)

机制抑制胃的运动,使胃的排空暂停。随着酸性食糜在十二指肠内被中和,消化产物被吸收,抑制作用消失,胃的运动又逐渐增强,又出现胃排空。反复进行,直至胃内食糜完全排空,故胃排空是间断性的,能较好地适应十二指肠内消化和吸收的速度。

3. 呕吐　呕吐是将胃或十二指肠内容物经口腔强力驱出的一种反射动作。呕吐前,常出现恶心、流涎、呼吸急促和心跳加快等症状。机械性或化学性刺激作用于舌根、咽、胃、大肠、小肠、胆总管、腹膜及泌尿生殖器官等处的感受器,均可反射性地引起呕吐。视觉或内耳前庭器官受到某种刺激,也可引起呕吐。呕吐中枢位于延髓,颅内压增高时,可直接刺激该中枢,引起喷射性呕吐。

重点提示

呕吐

呕吐可将有害物质由胃和十二指肠内排出体外,从而起保护作用,属于自动防卫行为,但持久而剧烈的呕吐,会影响进食和正常的消化活动,使大量消化液丢失,造成体内水、电解质和酸碱平衡紊乱。临床上常刺激舌根和咽部进行催吐或使用药物催吐,用于抢救食物中毒患者,以达到排出毒物的目的。

三、小肠内消化

小肠内消化是整个消化过程中最重要的阶段。在小肠内,食物通过胰液、胆汁和小肠液的化学性消化和小肠运动的机械性消化,转变为可被吸收的小分子物质。

(一)胰液的成分及其作用

1. 胰液的性质和成分　胰液由胰腺的腺泡细胞和小导管的管壁细胞所分泌,是无色、无味的碱性液体,pH 约为 8.0,健康成年人每日分泌量为 1~2L,主要成分有碳酸氢盐和胰酶等。

2. 胰液的作用

(1)碳酸氢盐:主要作用是中和进入十二指肠的盐酸,使肠黏膜免受强酸的侵蚀,并为小肠内各种消化酶的活动提供适宜的碱性环境,最适 pH 为 7~8。

(2)胰酶:胰酶是胰腺分泌多种水解酶的总称。

胰淀粉酶能将淀粉分解成麦芽糖,其最适 pH 为 6.7~7.0。胰脂肪酶能将脂肪分解成一酰甘油、甘油和脂肪酸,其最适 pH 为 7.5~8.5。蛋白水解酶主要有胰蛋白酶和糜蛋白酶,两种酶分泌出来时为无活性的酶原。胰蛋白酶原可被小肠液的肠致活酶、盐酸、胰蛋白酶本身等激活成有活性的胰蛋白酶,胰蛋白酶又可使糜蛋白酶原激活为糜蛋白酶。它们的作用极为相似,都能将蛋白质分解成胨和胨。当两种酶共同作用于蛋白质时,可将其分解成多肽和氨基酸。

胰液含有分解三大营养物质的消化酶,因此,它是消化液中作用最全面、消化能力最强和最重要的消化液。若胰液分泌减少,将出现消化不良,食物中的脂肪和蛋白质不能被完全消化和吸收。

(二)胆汁的成分及其作用

1. 胆汁的性质和成分　胆汁是由肝细胞分泌的一种有苦味的浓稠液体。肝细胞不断分泌胆汁,经肝管、胆总管排入十二指肠或流入胆囊,健康成年人每日分泌量为 0.5~1.0L,胆色素是决定胆汁颜色的主要成分,肝胆汁呈金黄色,弱碱性(pH 为 7.4);胆囊胆汁因胆囊吸收部分水和碳酸氢盐而浓缩,颜色变深呈棕绿色,呈弱酸性(pH 为 6.8)。胆汁的主要成分有胆盐、胆固醇、胆色素、卵磷脂及多种无机盐,胆汁中无消化酶。

2. 胆汁的作用　胆汁中虽不含消化酶,但对脂肪的消化和吸收却具有重要意义。①乳化脂肪,胆盐、胆固醇和卵磷脂均可降低脂肪的表面张力,使脂肪乳化成许多微滴,以增加胰脂肪酶的作用面积,有利于脂肪的消化;②促进脂肪消化产物的吸收,胆盐能与脂肪酸、一酰甘油等结合,形成水溶性复合物,促进脂肪消化产物的吸收;③促进脂溶性维生素的吸收,胆盐能促进脂溶性维生素(维生素 A、D、E、K)的吸收。

肝、胆道患病时,使胆汁排放减少或受阻,会出现脂肪的消化和吸收不良以及脂溶性维生素吸收障碍。

(三) 小肠液的成分及其作用

1. 小肠液的性质和成分　小肠液是由小肠黏膜内的肠腺分泌的一种弱碱性液体,pH 为 7.6。健康成年人每日分泌量为 1~3L,主要成分有无机盐、黏蛋白和肠致活酶等。

2. 小肠液的作用　小肠液的主要作用:①保护肠黏膜免受胃酸的侵蚀;②肠致活酶能激活胰蛋白酶原为胰蛋白酶,有利于蛋白质的消化;③稀释消化产物,使其渗透压降低,有利于营养物质在小肠的吸收。

(四) 小肠的运动

1. 紧张性收缩　小肠平滑肌经常处于一种持续微弱的收缩状态,称为紧张性收缩。小肠的紧张性收缩可保持肠管的一定形态和肠腔内压力,也是小肠进行其他运动形式的基础。当小肠的紧张性降低时,肠内容物的混合推进速度减慢。反之,则加快。

2. 分节运动　是一种以小肠壁环行肌的收缩和舒张为主的节律性运动。食糜所在的一段肠管上肠壁环行肌上许多点同时收缩,把食糜分成许多节段。随后,原收缩处舒张,原舒张处收缩,使每个节段内的食糜重新分成两半,相邻两半合拢形成一个新的节段(图 6-3)。如此反复进行,使食糜与

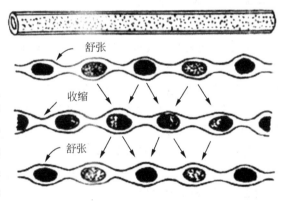

图 6-3　小肠的分节运动

小肠内的消化液充分混合并与小肠壁紧密接触,有利于消化和吸收。此外分节运动通过挤压肠壁,有助于血液流动和淋巴液回流。

3. 蠕动　小肠蠕动是一种环行肌和纵行肌共同参与完成的将食糜向结肠方向推进的波形运动。当吞咽动作和食糜进入十二指肠时还可引起一种速度很快、传播距离较远的蠕动,称为蠕动冲。它可以把食糜从小肠始端迅速推送到小肠末端,甚至到大肠。

肠蠕动时,肠内容物(包括水和气体)被推动而产生的声音,称为肠鸣音。肠蠕动亢进时,肠鸣音增强;肠麻痹时肠鸣音减弱或消失。所以临床上可根据肠鸣音的强弱来判断肠管的活动情况。

> **重点提示**
>
> 急性胰腺炎
>
> 急性胰腺炎为腹部外科常见病,近年来重型胰腺炎发病率逐渐增多,常见原因为胆道疾患、酗酒和暴饮暴食等。引起急性胰腺炎的病因虽有不同,但却具有相同的发病过程,即胰腺各种消化酶被激活所致的胰腺自身消化。急性胰腺炎对各重要脏器损害明显,病死率高,而且有时可引起骤然死亡。临床根据急性胰腺炎的病情发展是动态的,并且随着胰管梗阻程度以及胰腺间质血管改变等特点,常把急性胰腺炎分为急性轻型胰腺炎和重型胰腺炎。重型胰腺炎(如出血坏死型)临床医生往往十分重视,但轻型胰腺炎(如水肿型)亦不能忽视,因为它可以发展为重型胰腺炎。

四、大肠内消化

人类的大肠内没有重要的消化活动,大肠的主要功能在于吸收无机盐和水分,暂时贮存食物残渣、形成粪便并参与排便反射。

(一)大肠液及细菌的作用

大肠液是由大肠黏膜的柱状上皮细胞及杯状细胞分泌的,大肠内的食物残渣对肠壁的机械性刺激是引起大肠液的分泌的主要原因,其主要成分为黏液和碳酸氢盐,pH 为 8.3~8.4。大肠液中的黏液,能保护肠黏膜免受机械损伤和润滑粪便。

大肠内有大量细菌,来自食物和空气。由于大肠内的 pH 和温度等对这些细菌的生长极为适宜,所以细菌在此大量繁殖。据估计,粪便中的细菌占粪便固体总量的 20%~30%。大肠内细菌产生的酶能分解人类不能消化的植物纤维和食物残渣。这些物质经细菌分解后,有些成分如蛋白质的腐败产物氨、硫化氢、组胺、吲哚等是有毒的,正常时可通过肝解毒或由大肠将它们排出体外,不影响人体健康。但若长期便秘或其他原因使它们大量被吸收,或肝解毒功能严重障碍时,将会对人体产生有害影响。另外,大肠内的细菌还能合成 B 族维生素和维生素 K,被人体吸收利用。若长期使用广谱抗生素,肠道内正常生长的细菌被抑制或被杀灭,可引起此类维生素缺乏以致影响血液凝固,而且还可以使真菌大量繁殖,有可能引起真菌性肠炎。

(二)大肠的运动和排便

大肠的运动少而慢,对刺激的反应也较迟缓,这些特点对于大肠作为粪便的暂时储存场所是相适应的。

1. 大肠运动的形式

(1)袋状往返运动:这是在空腹时最多见的一种运动形式,由环行肌无规律地收缩所引起,它使结肠袋中的内容物向两个方向作短距离的位移,但并不向前推进。

(2)多袋推进运动:这是一个结肠袋或一段结肠收缩,其内容物被推移到下一段的运动。进食后这种运动增多。

(3)蠕动:大肠的蠕动是由一些稳定向前的收缩波所组成。收缩波前方的肌肉舒张,往往充有气体;收缩波的后面则保持在收缩状态,使这段肠管闭合并排空。

大肠还有一种行进很快,且前进很远的蠕动,称为集团蠕动。它通常开始于横结肠,可将一部分大肠内容物推送至降结肠或乙状结肠。集团蠕动常见于进食后,可能是胃内食物进入十二指肠,由十二指肠-结肠反射所引起。

2. 排便　食物残渣在大肠内停留的时间较长,一般在 10h 以上,在这一过程中,食物残渣中的一部分水分被大肠黏膜吸收。同时,经过大肠内细菌的发酵和腐败作用,形成了粪便。粪便中除食物残渣外,还包括脱落的肠上皮细胞和大量的细菌。此外,机体代谢后的废物,包括由肝排出的胆色素衍生物,以及由血液通过肠壁排至肠腔中的某些金属,如钙、镁、汞等盐类,也随粪便排出体外。

当肠的蠕动将粪便推入直肠时,刺激了直肠壁内的感受器,冲动经盆神经和腹下神经传至脊髓腰骶段的初级排便中枢,同时上传到大脑皮质,引起便意。这时,通过盆神经的传出冲动,使降结肠、乙状结肠、直肠收缩,肛门内括约肌舒张;与此同时,阴部神经的冲动减少,肛门外括约肌舒张,使粪便排出体外。此外,由于支配腹肌和膈肌的神经兴奋,腹肌和膈肌也发生收缩,腹内压增加,协助排便。

排便反射是受大脑皮质控制的,意识可以加强或抑制排便。人们对便意经常予以抑制,就使直肠渐渐地对粪便压力刺激失去正常的敏感性,加之粪便在大肠内停留时间过长,水分吸收过多而变得干硬,引起排便困难,这是产生便秘的最常见原因之一。如果脊髓腰骶段与大脑皮质之间的神经联系中断,排便的意识控制作用丧失,一旦直肠充盈,即可引起排便反射,称为大便失禁。

第二节　吸　　收

消化道内的吸收是指食物的成分或其消化后的产物,通过上皮细胞进入血液和淋巴的过程。消化过程是吸收的重要前提。

一、吸收的部位

消化道不同部位的吸收能力和吸收速度是不同的,这主要取决于各部分消化道的组织结构特点,以及食物在各部位被消化的程度和停留的时间。在口腔和食管内,食物实际上是不被吸收的,但硝酸甘油和乙醇可被吸收。在胃内,食物的吸收也很少,胃可吸收乙醇和少量水分及某些药物如阿司匹林。小肠是吸收的主要部位,糖类、蛋白质和脂肪的消化终产物大部分是在十二指肠和空肠吸收的,胆盐和维生素 B_{12} 则在回肠吸收(图 6-4)。

小肠是主要的吸收部位,这是因为:①小肠的吸收面积大。人的小肠长为 5~7m,它的黏膜具有环形皱褶,并拥有大量的绒毛,每一条绒毛外面的柱状上皮细胞顶端的细胞膜又形成微绒毛。由于环形皱褶、绒毛和微绒毛的存在,使吸收面积增加约 600 倍,达到 $200m^2$ 左右。②小肠绒毛内部有丰富的毛细血管、毛细淋巴管、平滑肌纤维和神经纤维网等结构。进食后由于绒毛产生的节律性伸缩和摆动,这些运动可加速绒毛内血液和淋巴液的流动,有助于吸收。③食物在小肠内停留的时间较长(3~8h),能被充分吸收。④食物在小肠内已被消化成适于吸收的小分子物质。这些都是小肠在吸收中发挥作用的有利条件。

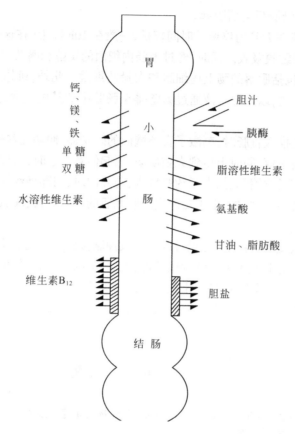

图 6-4　各种主要营养物质在小肠的吸收部位

二、主要营养物质的吸收

(一)糖的吸收

食物中的糖类主要是淀粉,只有分解为单糖才能被小肠吸收。小肠内的单糖主要是葡萄糖,而半乳糖和果糖很少。单糖的吸收是消耗能量的主动过程,属于继发性主动转运。通过肠黏膜上皮细胞的钠泵供能,由载体蛋白完成逆浓度差的主动转运。吸收途径是通过毛细血管进入血液的。

(二)脂类的吸收

在小肠内,脂类被水解为脂肪酸、甘油、一酰甘油。在胆盐帮助下脂肪酸和一酰甘油进入小肠上皮细胞后,其中的中、短链脂肪酸和一酰甘油溶于水,可以直接从细胞内扩散到组织间隙中,再经毛细血管进入血液;长链脂肪酸和一酰甘油在小肠上皮细胞内又重新合成为三酰甘油,并与细胞中生成的载脂蛋白合成乳糜微粒,乳糜微粒以胞吐的方式进入组织间隙,经毛细淋巴管进入淋巴液。由于人体摄入的动、植物油中含长链脂肪酸较多,故脂肪分解产物的吸收途径以淋巴为主。

(三)蛋白质的吸收

蛋白质必须分解为氨基酸才能被小肠吸收,其机制与单糖吸收相似,也需要钠泵供能,由载体蛋白完成逆浓度差的继发性主动转运。氨基酸的吸收途径是通过毛细血管进入血液。

(四)水、无机盐和维生素的吸收

水分的吸收都是被动的,各种溶质,特别是 NaCl 的主动吸收所产生的渗透压梯度是水分吸收的主要动力。水可被小肠直接吸收入血液。

单价碱性盐类如钠、钾、铵盐的吸收很快,多价碱性盐类则吸收很慢。Na^+通过钠泵转运而主动吸收。铁、钙主要在小肠上部被吸收,铁、钙在酸性环境中易溶解而便于被吸收。维生素 C 能将高铁还原为亚铁而促进铁的吸收。维生素 D 能促进小肠对钙吸收。

维生素分为水溶性维生素和脂溶性维生素两大类。水溶性维生素一般以扩散方式在小肠上段被吸收。脂溶性维生素 A、维生素 D、维生素 K、维生素 E 的吸收与脂类分解产物的吸收相同,但需胆盐乳化才能被吸收。

重点提示

营养不良

营养不良常继发于一些医学和外科的原因,如慢性腹泻、短肠综合征和吸收不良性疾病。营养不良的非医学原因是食物短缺,缺乏营养知识,家长忽视科学喂养方法。在发达国家营养不良的患者通常可以通过治疗原发病、提供适当的膳食,对家长进行教育和仔细的随访而好转。但在许多第三世界国家,营养不良是儿童死亡的主要原因。

第三节　消化器官活动的调节

消化器官的活动也是与整个机体的需要相适应的,这种适应性是在神经和体液因素的调节下实现的。

一、神　经　调　节

(一)消化器官的神经支配及其作用

除口腔、咽、食管上段及肛门外括约肌为骨骼肌,受躯体神经支配外,其余大部分消化器官受交感和副交感神经的双重支配(图6-5)。此外,从食管中段至肛门的消化道壁内还存在壁内神经丛。

支配消化器官的交感神经节前纤维从胸腰段脊髓侧角发出,经过交感神经节更换神经元,其节后纤维分布到唾液腺、胃、肠、肝、胆囊、胰腺。一般来说,交感神经兴奋时,节后纤维末梢释放去甲肾上腺素,引起消化道运动减弱,消化液分泌减少。

支配消化器官的副交感神经,主要来自脑干发出的迷走神经,它支配肝、胆囊、胰腺、食管、胃、小肠和横结肠左曲以上的大肠;大肠的其余部分则受骶段脊髓发出的盆神经支配;支配唾液腺的副交感神经,其节前纤维从脑干发出,随面神经和舌咽神经行走。副交感神经兴奋时,除少数纤维外,大多数节后纤维末梢释放乙酰胆碱,使消化道运动增强,消化液的分泌增多,胆囊收缩,括约肌松弛,胆汁排放。一般来说,交感神经和副交感神经对同一器官的调节表现为既相互拮抗又相互协调,但以副交感神经的作用占优势。

壁内神经丛包括位于纵行肌和环行肌之间的肌间神经丛和位于黏膜下层的黏膜下神经

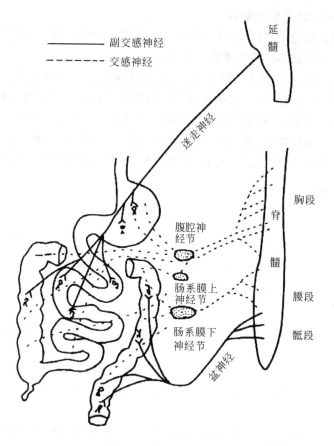

图 6-5　胃肠神经支配

丛。这些神经丛包括许多神经节细胞、感觉细胞和神经纤维,它们连接在一起,形成一个完整的胃肠局部反射系统(图 6-6)。其感觉纤维分布于胃肠壁内和黏膜上的感受器,兴奋它们的有效刺激是牵拉或充胀胃肠、pH 变化或食物的特殊化学成分。感觉细胞的传出纤维与神经丛内的其他细胞发生突触联系,其效应细胞有平滑肌细胞、外分泌细胞和内分泌细胞。这样一个局部反射系统调节着胃肠活动。例如胃肠蠕动就是通过肌间神经丛的局部反射而产生的。在切断胃肠道外来的迷走神经和交感神经后,蠕动仍然可以产生;但局部神经丛被麻痹后,蠕动就消失。

在正常情况下,各级神经中枢通过支配胃肠的交感神经和副交感神经,对壁内神经丛的活动进行调节。

(二)消化器官活动的反射性调节

调节消化活动的反射包括非条件反射和条件反射两种。反射中枢在延髓、下丘脑、边缘叶和大脑皮质等处。

1. 非条件反射　非条件反射是由食物的机械刺激、化学刺激直接作用于消化管黏膜相应的感受器引起。当食物进入口腔内,则引起口腔黏膜和舌的感受器发生兴奋,冲动沿第Ⅴ、Ⅶ、Ⅸ、Ⅹ对脑神经中的传入纤维传至中枢,然后由副交感神经和交感神经传出至唾液腺,二者均

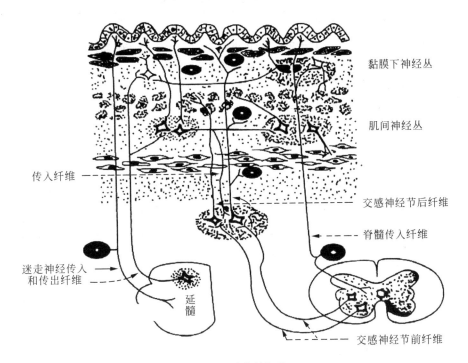

黏膜下神经丛

肌间神经丛

传入纤维

交感神经节后纤维

脊髓传入纤维

迷走神经传入
和传出纤维

延髓

交感神经节前纤维

图 6-6　壁内神经丛

使唾液分泌增加,但以前者为主。由于副交感神经是通过释放乙酰胆碱起作用,因此,用乙酰胆碱可促进唾液分泌,抗乙酰胆碱的阿托品则抑制唾液分泌。此外,副交感神经中的迷走神经还引起胃的容受性舒张和消化液的分泌,为食物即将进入胃和小肠继续进行消化创造条件。

2. 条件反射　在上述非条件反射基础上,与食物有关的性状、颜色、气味、声音、语言、文字以及进食的环境等刺激分别作用于视、嗅、听觉感觉器,兴奋经视、嗅、听神经传入中枢形成条件反射,引起消化腺分泌和消化管运动,"望梅止渴"即是一例。

社会心理因素对消化功能有明显的影响。不良的心理刺激不仅影响胃肠的运动,也影响消化腺的分泌。良好的饮食环境,注意食物的色、香、味、形以及愉快的交谈等,均有利于激发良好的情绪,引起食欲,促进消化。相反,情绪压抑时,胃肠运动和消化腺分泌抑制,结果食欲降低,甚至会引起消化不良。人在过分悲伤、失望和恐怖时,消化液分泌抑制,可出现厌食、恶心、甚至呕吐。

二、体 液 调 节

(一)胃肠激素

由胃肠黏膜内的多种内分泌细胞分泌的肽类激素,称为胃肠激素。目前已发现的有 40 余种,其中最主要的有促胃液素、缩胆囊素、促胰液素、抑胃肽 4 种。胃肠激素的生理作用非常广泛,主要是调节消化腺的分泌和消化道的运动;调节其他激素的释放(如刺激胰岛素分泌);刺激消化道组织的代谢和生长。现将 4 种主要的胃肠激素的产生部位和主要作用列表如下(表6-1)。

表 6-1 主要胃肠激素及作用

激素名称	分布部位及细胞		主要作用
促胃液素	胃窦、十二指肠黏膜	G 细胞	促进胃液(以盐酸为主)、胰液、胆汁分泌、胃肠黏膜生长,加强胃肠运动和胆囊收缩
促胰液素	十二指肠、空肠黏膜	S 细胞	促进胰液中 HCO_3^- 和水的分泌,抑制胃液分泌和胃肠运动
缩胆囊素	十二指肠、空肠黏膜	I 细胞	促进胰酶分泌和胆囊收缩,增强小肠运动
抑胃肽	十二指肠、空肠黏膜	K 细胞	抑制胃酸和胃蛋白酶分泌,抑制胃的排空,刺激胰岛素分泌

(二)组胺

胃体和胃底的黏膜内含有大量的组胺,组胺是由肥大细胞产生的。正常情况下,胃黏膜恒定地释放少量组胺,通过局部弥散到达邻近的壁细胞,与壁细胞上的组胺Ⅱ型受体(H_2受体)结合,促进胃酸分泌。组胺不仅刺激胃酸分泌的作用很强,而且它还可以提高壁细胞对促胃液素和乙酰胆碱的敏感性。用西咪替丁及其类似的药物可以阻断组胺与壁细胞的组胺Ⅱ型受体结合,从而减少胃酸分泌。

(张艳杰)

讨论与思考

1. 简述胃液、胰液、胆汁的主要成分和作用。
2. 简述胃和小肠的运动形式及其作用。
3. 简述小肠在消化和吸收中的作用。
4. 描述三大营养物质的吸收形式及途径。
5. 比较交感神经和副交感神经对消化器官活动的调节作用。

第 7 章

能量代谢和体温

第一节 能 量 代 谢

一、能量的来源和利用

机体在进行新陈代谢时,伴随着物质代谢过程的同时存在着能量的消耗和生成。人体为维持体内的代谢活动和从事体力、脑力活动,每天都需要一定的能量。这些机体所需的能量主要来源于食物中的碳水化合物(糖类)、脂肪和蛋白质经体内氧化分解可以释放出能量。人体所需的能量大部分(70%)来自于糖类的氧化供能,余下的30%左右由脂肪和蛋白质提供。

能源物质在体内经生物氧化所释放的能量除部分(约5%)不能被利用外,约有50%转化为热能来维持体温,其余(约45%)以化学能的形式主要储存于三磷酸腺苷(ATP)中来满足机体的各种代谢活动。ATP广泛存在于人体的细胞内,是体内能量的直接提供者。当ATP分解时,其储存的能量再放出,供应机体进行合成代谢和各种生命活动的能量需要,如肌肉收缩、神经传导等。ATP以电能、渗透能、机械能、化学能等形式被机体利用后,绝大部分最终也转化为热能而散发于体外,只有骨骼肌运动时,有15%~20%的能量被转化为机械外功,其余最终都以热能形式向体外散发。体内能量的来源、储存、转移和利用之间的关系见图7-1。

二、影响能量代谢的因素

机体的能量代谢受许多因素的影响,但主要包括以下四个方面。

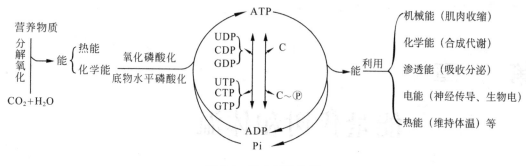

图 7-1 体内能量代谢

(一)肌肉活动

肌肉活动对能量代谢的影响最显著。机体的能量代谢率高低与肌肉活动强度成正相关。例如,剧烈运动时的产热量可为安静时的数倍至数十倍,能量代谢也呈现出大幅度增加。剧烈运动停止后,肌肉耗氧量仍在一段时间内维持较高水平。

(二)精神活动

健康人在平静思考问题时,对能量代谢的影响不十分明显。但是,在精神紧张或情绪激动的时候,产热量增加显著,能量代谢增高。这是由于无意识的骨骼肌紧张性增加以及促进代谢的激素释放增多,使机体产热量增加所致。

(三)环境温度

人在环境温度为 20~30℃时,其能量代谢最稳定。如果环境温度低于 20℃或高于 30℃,能量代谢均会增加。这是由于环境温度降低,寒冷刺激引起骨骼肌紧张度反射性增强所致;而环境温度升高,使体内生化反应加速、呼吸与循环功能增强,导致能量代谢增加。

(四)食物的特殊动力效应

人体因摄食而引起的机体产生"额外"的热量消耗的现象,称为食物的特殊动力效应。例如进食蛋白质后,额外增加的热量达 30%;食入糖和脂肪后,分别增加 6%和 4%;混合食物进食后则增加 10%。该效应的机制尚不十分清楚,有人认为可能与肝对氨基酸的代谢有关。这种额外消耗的能量不能用于做功,只能产生体热。

三、基 础 代 谢

(一)基础代谢的概念

基础代谢是指机体在基础状态下的能量代谢。而在单位时间内的基础代谢,称为基础代谢率。基础状态是指人体处于①清晨、清醒、静卧;②精神安宁;③体温正常;④空腹(禁食 12h 以上);⑤室温保持在 20~25℃。在基础状态下,人体的各项生理功能稳定,并消除了影响能量代谢的各种因素,因此,能量代谢及代谢率也比较稳定。但基础代谢率不是人体最低的代谢率,人在熟睡时更低。

(二)基础代谢率的正常值及影响因素

健康人的基础代谢率是比较稳定的,但基础代谢率可随性别、年龄等不同而有生理变动。在其他情况相同时,男性基础代谢率比女性高,幼年比成年高,且随着年龄的增长基础代谢率降低。我国健康人基础代谢率的平均值如表 7-1 所示。临床上判断某受试者所测得的基础代谢率是否正常,是将其基础代谢率与表7-1所对应的正常平均值相比较,相差±15%,无论增高或降低均为正常。只有当相差±20%时,才有可能属于病理变化。

表 7-1　我国健康人基础代谢率平均值[kJ/(m² · h)]

年龄(岁)	11~15	16~17	18~19	20~30	31~40	41~50	>51
男性	195.5	193.4	166.2	157.8	158.6	154.0	149.0
女性	172.5	181.7	154.0	146.5	146.9	142.4	138.6

基础代谢率通常以实测值高于或低于正常值的百分数来表示:

$$基础代谢率(相对值)=\frac{实际值-正常平均值}{正常平均值}\times100\%$$

甲状腺功能改变对基础代谢率影响最为显著。当甲状腺功能亢进时,基础代谢率可比正常值高20%~80%;甲状腺功能低下时,基础代谢率可比正常值低20%~40%。因此,基础代谢率的测定是临床诊断甲状腺疾病的辅助方法。

第二节　体　温

体温是指机体深部的平均温度。在正常情况下,人和高等动物的体温是保持相对恒定的,这是维持组织细胞酶的正常活性、保证新陈代谢和生命活动正常进行的必要条件。

一、正常体温及其生理变化

(一)正常体温

人体各部位的温度并不完全相同,而人体深部的温度又不易测试,临床上通常测量口腔、腋窝和直肠的温度来代表体温。直肠温度正常值为36.9~37.9℃;口腔(舌下)温度为36.7~37.7℃;腋窝温度为36.0~37.4℃。

(二)体温的生理变化

正常情况下,人的体温不是一成不变的,可随昼夜、年龄、性别、和肌肉活动等因素而发生正常的变动,但其变动范围一般不超过1℃。

1. 昼夜节律　在一昼夜中,人的体温呈现周期性波动,通常凌晨2:00~6:00时体温最低,午后13:00~18:00时体温最高。体温的这种周期性变化与人体的昼夜周期性活动规律有关,受内在的生物节律控制,是一种生理性变化。

2. 性别　成年女性的体温较成年男性高0.3℃,且基础体温随月经周期发生规律性双相变化。月经期和排卵前期体温较低,排卵日降至最低,排卵后体温又回升到较高水平,直至下次月经来临。体温的这种周期性变化主要与女性孕激素的周期性变化有关(图7-2)。

3. 年龄　儿童和青少年体温较高,老年人体温较低。这是由于不同年龄的人的基础代谢率水平不同。新生儿因其不能通过肌肉活动产热,其体温易受环境温度的影响而发生较大的波动,因此需要加强护理,注意保持适宜的室温。

4. 其他　肌肉活动时,代谢增强,产热量增加而使体温暂时升高。但在活动停止后逐渐恢复正常。另外,当精神紧张时,体温也会有所升高。因此,临床上给患者测量体温前应让患

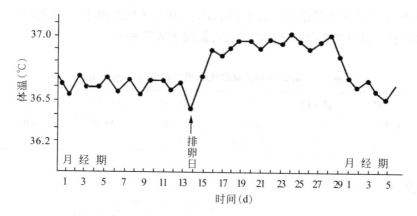

图7-2　女性基础体温的变动曲线

者安静休息一段时间,测定小儿体温时应防止哭闹。另外,进食后产热量增加,体温也有所增加。

二、机体的产热与散热

正常体温的维持是体内产热和散热保持动态平衡的结果。

(一) 产热

机体的热量来自于营养物质,其产生热量的50%用于维持体温。人体在安静时,主要的产热器官是内脏,其中肝代谢最旺盛,产热量最多;运动或劳动时,骨骼肌成为主要的产热器官。此外,当交感神经兴奋或甲状腺激素、肾上腺髓质激素分泌增多时,能提高器官代谢水平,增加产热。因此,机体主要通过对骨骼肌活动强度、肝脏活动和影响器官代谢水平的激素分泌调节来控制机体的产热量。

(二) 散热

机体散热主要是通过皮肤完成。只有一小部分通过呼吸、排便等途径排出体外。皮肤散热的主要形式有以下几种。

1. **辐射散热**　辐射散热是指机体以热射线(红外线)的形式将体热传给周围较冷物体的一种散热方式。冷、热物体之间通过辐射散热时无须接触,辐射散热即可以发生。机体通过辐射散热的前提条件是体温要高于外界环境温度。体表与外界环境的温差越大,或机体的有效辐射面积越大,辐射散热量就越大。但当外界环境的温度高于皮肤温度时,机体不仅不能通过辐射方式散热,而且会接受来自外环境的辐射热。

2. **传导散热**　传导散热是指机体将热量直接传给与它接触的较冷物体的一种散热方式。机体深部的热量以传导的方式传到皮肤,再由皮肤直接传给与之接触的物体,如衣服等。其散热量取决于皮肤与接触物体之间的温度差以及物体的导热性能。接触物的温度越低或导热性越好,传导散热量就越大。故临床上常用冰袋、冰帽为高热患者降温的方式就是应用传导散热完成的。

3. **对流散热**　对流散热是指机体的热量通过空气流动向体外发散的方式。它是传导散热的一种特殊形式。人体的热量传给周围的空气,造成身体周围的热空气上升,再由比重大的冷空气补充到人体周围,于是人体的热量被流动的空气带走。对流散热的多少取决于体表与空气之间的温度差和空气流动的速度。气温越低或风速越大,对流散热量也就越大。

4. **蒸发散热**　蒸发散热是指机体的热量通过体表水分蒸发向体外发散的方式。如果外界环境的温度接近或高于体表温度时,辐射、对流和传导这 3 种皮肤散热方式都不能有效进行,机体唯一的散热方式就是蒸发散热。特别是高温环境时这种方式是唯一有效的散热方式。临床上的酒精擦浴降温就是这种散热方式。蒸发散热包括不感蒸发和可感蒸发两种。

(1)不感蒸发:人体处于较低的环境温度(低于 30℃)时,水分可从皮肤和呼吸道不断渗出而被蒸发,称为不感蒸发。其中水分经过皮肤的蒸发称为不显汗。不感蒸发与汗腺的活动无关。人体的不感蒸发量约为 1000ml/d。当肌肉活动增加或发热时,不感蒸发可增加。临床上给患者补液时,应注意加上不感蒸发所丢失的液体量。

(2)可感蒸发(发汗):可感蒸发是指通过出汗被蒸发的一种散热方式。汗腺受交感神经支配,故其分泌活动受神经系统反射性调节。但机体发汗的速度还受多种因素的影响,如劳动的强度、环境温度和湿度、风速以及机体对高温的适应程度等。因此,当气温高而湿度大时,汗液蒸发困难,体热不易散发,感觉闷热,容易发生中暑。

当机体大量出汗时,容易造成机体脱水,不仅要大量补充水分,还应补充电解质,以维持体内水和电解质平衡。

> **重点提示**
>
> 　正常体温是人体内产热和散热维持动态平衡的结果。人体在不同条件下的散热方式可以不同。临床上经常应用不同的散热方式对发热患者进行降温。

三、体温调节

由于机体具有自主性体温调节和行为性体温调节活动机制,因此,当外界环境温度发生变化时,机体可以保持体温的相对恒定。

(一)自主性体温调节

机体的产热和散热过程是由体温调节中枢主导、控制下进行,这个过程称为自主性体温调节,也称为生理性体温调节。这种调节方式是通过增减皮肤的血流量、发汗、寒战等生理调节反应,使体温保持相对稳定的调节方式。人体内的体温调节系统由温度感受器、体温调节中枢和效应器组成。

1. **温度感受器**

(1)外周温度感受器:外周温度感受器主要为神经末梢,其分布于全身皮肤、黏膜和内脏器官中,感受局部的温度变化。外周温度感受器又分为冷感受器和热感受器两种,其中冷感受器的数量多于热感受器,故外周温度感受器对寒冷刺激比较敏感。

(2)中枢温度感受器:中枢温度感受器主要为神经元,位于脊髓、脑干网状结构、下丘脑和大脑皮质运动区等处,尤其在视前区-下丘脑前部(PO/AH)分布较多。中枢温度感受器包括冷敏神经元和热敏神经元两种,其中热敏神经元多于冷敏神经元。故中枢温度感受器主要对热刺激比较敏感。

2. **体温调节中枢**　实验证明,调节体温的基本中枢位于视前区-下丘脑前部(PO/AH)。在视前区-下丘脑前部的温度敏感神经元不仅能感受局部组织的温度变化,还能对外周温度感受器和其他部位的中枢温度感受器传入的温度信息进行整合处理。通过 PO/AH 的整合作用,经传出神经调节机体的产热和散热等装置的活动,使产热和散热达到平衡,维持体温恒定。

3. 体温调节机制 健康人体温度之所以能维持在 37℃ 左右,目前公认的用"调定点学说"来解释。该学说认为,体温调节类似恒温器的调节,视前区-下丘脑前部的中枢温度敏感神经元在体温调节中起调定点作用。调定点数值的设定,决定体温恒定的水平。正常情况下,调定点的数值设定为 37℃,下丘脑的体温调节中枢就按照这个温度来控制产热和散热装置等的活动,使体温稳定于 37℃ 左右。当体温高于 37℃ 时,通过外周和中枢温度感受器,将体温变化信息传到视前区-下丘脑前部,导致热敏神经元活动增强,散热大于产热,使升高的体温降回到 37℃;当体温低于 37℃ 时,通过上述过程,热敏神经元活动减弱,冷敏神经元活动增强,产热大于散热,如寒战,使降低了的体温回升到 37℃。

细菌等微生物感染引起的发热,是由于它们作为致热源使调定点上移的结果。如调定点上移到 39℃,而实际体温为 37℃,则冷敏神经元兴奋,引起恶寒、战栗等产热反应;如果致热源不清除,则产热和散热就在新的体温水平保持平衡;若致热源被清除,调定点恢复到 37℃,而此时体温为 39℃,则热敏神经元兴奋,引起皮肤毛细血管扩张、出汗等散热反应,直至体温恢复到 37℃ 水平。

(二)行为性体温调节

在环境温度发生变化时,人类通过行为措施,如增减衣物等行为来保持体温的相对恒定,这种调节方式称为行为性体温调节。它是一种有意识的被动的适应环境温度变化的活动,是对自主性体温调节的补充。

在体温调节过程中,两种体温调节方式保障人体能够更好地适应自然环境的变化,使人体的体温调节更完善。

(施小娟)

讨论与思考

1. 什么是基础代谢和基础代谢率?
2. 影响能量代谢的因素有哪些?
3. 什么是食物的特殊动力效应?
4. 散热的方式有哪些?

第 **8** 章

肾的排泄功能

学习要点

1. 机体的排泄途径以及肾脏在维持机体内环境稳态中的重要意义
2. 尿的理化特性、化学成分及尿的理化性质与临床的关系
3. 尿生成过程及其影响因素
4. 尿量发生改变的原因
5. 尿的排放以及临床常见排尿异常的发病原因

第一节 概 述

一、排泄的概念与途径

排泄是机体将代谢产终产物、过剩或不需要的物质,经血液循环通过排泄器官排出体外的过程。机体的排泄器官有肾、肺、皮肤、消化道等。肺通过呼气排出 CO_2、少量水和挥发性物质等;消化道排泄胆色素和无机盐等;皮肤可排出水、NaCl 和尿素等;肾是人体最重要的排泄器官。粪便中未被消化的食物残渣由大肠排出,它不属于生理排泄物。

二、肾的功能

肾最重要的功能是泌尿,尿液中排出的物质不仅种类最多,数量也最大;其次是维持内环境稳态,肾通过泌尿可调节机体水、电解质和酸碱平衡,对维持内环境的稳态起重要作用;此外,肾还可以分泌肾素、前列腺素、红细胞生成素等多种生物活性物质。

三、尿 液

1. **尿量** 健康成年人每昼夜尿量为 1~2L,平均约 1.5L。尿量的多少主要取决于机体每日摄取的水量和由其他途径所排出的水量。如大量饮水后尿量增多,大量出汗则尿量减少。正常成年人每天产生的终代谢产物,至少需要 0.5L 尿液才能将其溶解并排出。每昼夜的尿量

长期保持在 2.5L 以上,称为多尿;每昼夜尿量持续 0.1~0.5L,称为少尿;每昼夜尿量少于 0.1L,称为无尿。多尿会导致机体脱水和电解质紊乱;少尿或无尿则不能将代谢终产物全部排出体外,使其在体内堆积,可导致尿毒症。

2. 尿的化学成分　尿液的主要成分是水,占 95%~97%;固体物包括有机物和无机物两大类,占 3%~5%。有机物主要有尿素、肌酐、尿酸等;无机物主要是 Na^+、Mg^{2+}、K^+、Cl^-、Ca^{2+} 及草酸盐、磷酸盐等。此外,正常尿中还含有微量的糖、蛋白质等成分,但用常规临床检验方法不能测出,故一般认为正常尿不含上述物质。

3. 尿的理化性质　新鲜尿液呈淡黄色,透明。病理情况下可出现血尿、血红蛋白尿、胆红素尿(黄色)、乳糜尿等。尿液的比重为 1.015~1.025,最大变动为 1.001~1.035。若尿比重长期低于 1.010,则反映肾脏浓缩尿的功能障碍,提示肾功能不全。尿液的渗透压一般高于血浆。大量饮水后尿被稀释,渗透压降低;缺水时尿被浓缩,渗透压增高。正常尿一般为弱酸性,pH 为 5.0~7.0。富含蛋白质的饮食,尿液为酸性。富含蔬菜水果的饮食,尿液稍偏碱性。荤素杂食者,pH 约为 6.0。当机体出现酸碱平衡紊乱时,尿的 pH 随之改变。

第二节　尿的生成过程

肾单位是肾的基本功能单位,它与集合管共同完成泌尿功能。人类每个肾约有 100 万个肾单位。每个肾单位包括肾小体和肾小管两部分。肾小体由肾小球和肾小囊组成。

尿的生成是在肾单位和集合管中进行的。尿生成的基本过程包括 3 个相互联系的重要环节:肾小球滤过、肾小管和集合管的重吸收、肾小管和集合管的分泌(图 8-1)。

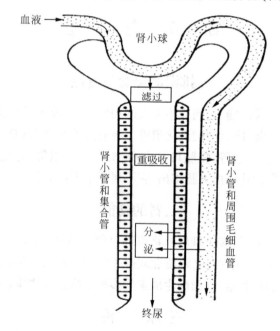

图 8-1　尿的生成过程

一、肾小球的滤过功能

肾小球的滤过是尿生成的第一步。肾小球的滤过作用是指血液流经肾小球毛细血管时,血浆中的水和小分子溶质,包括少量分子质量较小的血浆蛋白滤入肾小囊生成超滤液(原尿)的过程(图 8-1)。用微穿刺技术从大鼠肾小囊腔内抽取超滤液进行化学分析,除蛋白质含量极低外,其他各种成分浓度以及渗透压等都与血浆基本相同(表 8-1)。

表 8-1 血浆、原尿和终尿的成分比较(g/L)

成分	血浆	原尿	终尿
水	900	980	960
蛋白质	60~80	0.30	微量
葡萄糖	1.0	1.0	极微量
Na^+	3.3	3.3	3.5
K^+	0.2	0.2	1.5
Cl^-	3.7	3.7	6.0
磷酸根	0.04	0.04	1.5
尿素	0.3	0.3	20
尿酸	0.02	0.02	0.5
肌酐	0.01	0.01	1.5
氨	0.001	0.001	0.4

(一)肾小球滤过的结构基础

滤过膜是实现肾小球滤过作用的结构基础。滤过膜由 3 层结构组成,即肾小球毛细血管内皮细胞、基膜和肾小囊脏层上皮细胞(图 8-2)。滤过膜类似滤过器,具有通透性高和滤过面积大的结构特点。滤过膜每层结构上都有不同直径的孔道。内层的毛细血管内皮细胞上有许

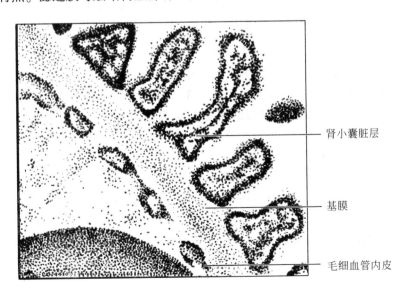

肾小囊脏层

基膜

毛细血管内皮

图 8-2 滤过膜

多微孔,直径为 70~90nm,可有效阻止血细胞通过。中间的基膜层,厚约 300nm,有直径为2~8nm 的多角形网孔,可允许水和部分溶质通过,是滤过膜的主要屏障。外层是肾小囊脏层上皮细胞,上皮细胞具有足突,足突相互交错形成裂隙。裂隙上有一层滤过裂隙膜,膜上有直径为4~11nm 的裂孔,可限制蛋白质通过,是滤过的最后一道屏障。滤过膜的组织结构特点,决定其通透性取决于被滤过物质的分子大小,形成滤过的机械屏障。正常人两肾滤过膜总面积约 1.5m^2。正常情况下,只允许分子质量不超过 69 000 的物质通过。在滤过膜上还含有糖蛋白等带负电荷的物质,使血液中带负电荷的物质不易通过,形成滤过的电学屏障。在生理情况下,滤过膜可以有效地阻止血浆蛋白,使之很少滤过。肾脏具有较大的代偿功能,只有在肾小球遭到大量破坏,例如肾小球肾炎时,可导致肾小球滤过面积减小,使肾小球滤过率降低,出现少尿和无尿。某些因素如炎症或缺氧,可使滤过膜的通透性增加,则出现蛋白尿,甚至血尿。急性肾小球肾炎引起的蛋白尿和少尿就与炎症变化减少了滤过面积和增加了滤过膜的通透性有密切的关系。

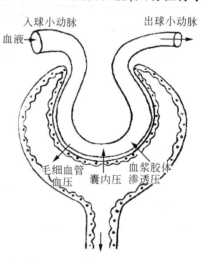

图 8-3 有效滤过压

(二)肾小球滤过的动力

肾小球滤过的动力是有效滤过压,有效滤过压是指促进滤过的动力与对抗滤过的阻力之间的差值。肾小球毛细血管血压是促进肾小球滤过的动力;阻止肾小球滤过的力是血浆胶体渗透压和肾小囊内压(图 8-3)。用微穿刺法测得大鼠入、出球端毛细血管血压平均为 45mmHg,肾小囊内压为 10mmHg,肾小球毛细血管入球端的血浆胶体渗透压约为 25mmHg,出球端血浆胶体渗透压上升到 35mmHg。即:

$$有效滤过压 = 肾小球毛细血管血压 - (血浆胶体渗透压 + 肾小囊内压)$$
$$入球端有效滤过压 = 45 - (25 + 10) = 10mmHg$$
$$出球端有效滤过压 = 45 - (35 + 10) = 0mmHg$$

结果表明,在入球动脉端的起始部生成滤液的量最多。从入球端到出球端,由于血浆胶体渗透压逐渐升高,有效滤过压递减,滤液生成量逐渐减少,有效滤过压降为零时,称为滤过平衡,无滤液生成。有效滤过压从入球端到出球端递减的速度,将直接影响肾小球毛细血管生成滤液的有效长度。如果有效滤过压递减的速度减慢,肾小球毛细血管生成滤液的有效长度延长,滤液生成量增多;相反,滤液生成量则减少。

(三)肾小球滤过率

每分钟两肾生成的超滤液量,称为肾小球滤过率。健康成年人肾小球滤过率约为 125ml/min,安静时肾血流量约为 1200ml/min,按血细胞比容为 45% 推算,肾血浆流量为 660ml/min,每昼夜生成的原尿总量约 180L。肾小球滤过率与每分钟肾血浆流量的比值,称为滤过分数。滤过分数为 125/660×100% = 19%。由此表明,流经肾的血浆约有 1/5 由肾小球滤出形成原尿。

二、肾小管和集合管的重吸收功能

原尿进入肾小管后称为小管液。小管液中的物质通过肾小管和集合管时,其中一些成分被肾小管和集合管上皮细胞重新转运回血液的过程,称肾小管与集合管的重吸收。

(一)重吸收的方式和部位

重吸收分为主动重吸收和被动重吸收两种方式。主动重吸收是指肾小管上皮细胞逆浓度差或电位差的转运,需要消耗能量,如葡萄糖、氨基酸、Na^+、K^+、Ca^{2+}都属于主动重吸收。被动重吸收是顺浓度差或电位差,借助渗透能的转运,不需要消耗能量,如 Cl^-、HCO_3^-、尿素、水等主要是被动重吸收。两种重吸收方式之间存在着密切的关系,如 Na^+ 的主动重吸收,造成肾小管内电位降低,Cl^- 顺电位差被动重吸收;重吸收的 Na^+、Cl^- 使管周组织液渗透压增高,在小管内外形成渗透压差,水就以渗透方式被重吸收。

各段肾小管和集合管都具有重吸收功能,近端小管(尤其是近曲小管)是重吸收的主要部位,这是由近端小管的结构和功能特点决定的。近端小管是肾小管中最长最粗的一段,小管液中几乎全部的葡萄糖、氨基酸,大部分水和无机盐在此处被重吸收(图 8-4)。余下的水和盐类在髓襻细段、远曲小管和集合管被重吸收,少量随尿排出。远曲小管和集合管虽然重吸收的量较少,但可受到多种因素的影响和调节,因而对调节机体水、电解质和酸碱平衡具有重要的作用。

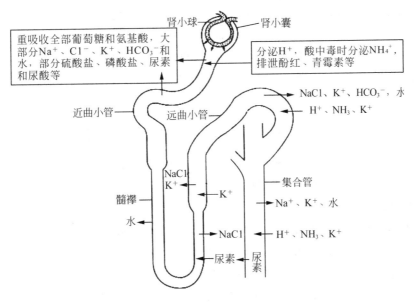

图 8-4　肾小管和集合管的重吸收及分泌作用

(二)重吸收的特点

1. 选择性　一般情况下,凡是对机体有用的物质,如 Na^+、HCO_3^-、葡萄糖、氨基酸等,肾小管和集合管上皮细胞则大部分重吸收甚至完全重吸收。而其他物质的重吸收较少甚至完全不被重吸收,如尿素、肌酐等。这说明肾小管和集合管上皮细胞对于物质的重吸收具有一定的选择性。通过选择性重吸收,既可避免营养物质的流失,又能有效地清除代谢终产物和多余的、无用的物质,从而净化血液。

2. 有限性 当小管液中某物质的浓度过高,超过上皮细胞对其重吸收的极限时,该物质不能被全部重吸收,尿中将出现该物质。这是由于肾小管和集合管上皮细胞膜上转运该物质的转运蛋白数量有限的缘故。

(三)几种主要物质的重吸收

1. Na^+、K^+、Cl^-的重吸收 小管液中的 Na^+ 重吸收率为99%。Na^+ 绝大多数在近端小管经钠泵主动重吸收,Cl^- 和水随之被动重吸收。但在髓襻升支粗段,Na^+ 是主动重吸收,Cl^- 是继发性主动重吸收。K^+ 大部分在近端小管被重吸收,剩余的在肾小管其他部分几乎全部重吸收。终尿中的 K^+ 是由远端小管和集合管分泌的。

2. 葡萄糖和氨基酸的重吸收 原尿中的葡萄糖浓度与血浆中的相等,但在正常情况下,尿中几乎不含葡萄糖,表明葡萄糖全部被重吸收。微穿刺试验证明,滤过的葡萄糖在近曲小管,特别是近曲小管的前半段被重吸收。葡萄糖的吸收是以载体为媒介,借助于 Na^+ 主动重吸收的一种继发性主动转运。肾小管对葡萄糖的重吸收有一定的限度,当血糖浓度过高时,近曲小管对葡萄糖的重吸收已达到极限,尿中开始出现葡萄糖,即出现糖尿。通常将尿中出现葡萄糖时的最低血糖浓度(160~180mg/100ml),称为肾糖阈。健康人两肾葡萄糖重吸收的极限量,男性平均为375mg/min,女性平均为300mg/min。

3. 水的重吸收 健康人每天从肾小球滤出180L液体,而平均尿量只有1.5L,说明小管液中的水99%被重吸收,仅排出1%。如果重吸收减少1%,尿量即可增加1倍。水的重吸收有两种情况:一种是在近曲小管伴随溶质吸收而重吸收,占重吸收水量的60%~70%,与体内是否缺水无关,属必需重吸收。另一种是在远曲小管和集合管,受抗利尿激素影响,重吸收量的多少与体内是否缺水有关,属调节性重吸收。其特点是当机体缺水时,水的重吸收量就增多,尿液被浓缩;机体水过剩时,重吸收量就减少,尿液被稀释,由此调节体内水的平衡。

三、肾小管和集合管的分泌与排泄功能

肾小管和集合管的上皮细胞,将代谢所产生的物质或血液中的某些物质排入小管液的过程,称为肾小管和集合管的分泌或排泄功能。

(一)H^+的分泌

肾小管各段和集合管均能分泌 H^+,但主要由近端小管分泌。细胞代谢产生的 CO_2 和水在肾小管上皮细胞内经碳酸酐酶催化生成碳酸,碳酸又解离成为 H^+ 和 HCO_3^-,H^+ 被主动分泌到小管液中。肾小管上皮细胞每分泌一个 H^+,就会有一个 Na^+ 被重吸收,即 Na^+-H^+ 交换(图8-5)。重吸收的 Na^+ 和解离的 HCO_3^- 一起经组织间隙返回血液生成 $NaHCO_3$,$NaHCO_3$ 是人体内最重要的碱储备。因此,肾小管和集合管分泌 H^+,具有排酸保碱作用,对维持体内酸碱平衡具有重要意义。

(二)K^+的分泌

尿液中的 K^+ 主要是由远曲小管和集合管分泌的。K^+ 的分泌与 Na^+ 重吸收有密切关系,即 Na^+ 的主动重吸收可促进 K^+ 的分泌。在远曲小管和集合管基底侧膜上的 Na^+ 泵将细胞内的 Na^+ 转运至细胞外,同时将组织液中的 K^+ 转运到细胞内,形成细胞内高 K^+,于是细胞内的 K^+ 顺电-化学梯度通过管腔膜 K^+ 通道进入小管液,即 K^+ 的分泌过程。这种 Na^+ 的主动重吸收与 K^+

的分泌相互关联的现象,称为 Na^+-K^+ 交换。

远曲小管和集合管在进行 Na^+-K^+ 交换和 Na^+-H^+ 交换过程中,二者呈竞争性抑制现象,即 Na^+-K^+ 交换增多时,Na^+-H^+ 减少;Na^+-K^+ 交换减少时,Na^+-H^+ 交换增多。例如在酸中毒时,肾小管上皮细胞内碳酸酐酶的活性增强,H^+ 生成增多,肾小管泌 H^+ 增加,即 Na^+-H^+ 交换增强,Na^+-K^+ 交换受到抑制,因而排 K^+ 减少,出现高钾血症。而高钾血症时,由于 Na^+-K^+ 交换增强,Na^+-H^+ 受到抑制,可引起体内的 H^+ 浓度增加而产生酸中毒。

> **重点提示**
>
> 正常情况下,K^+ 摄入量和排出量保持平衡,即多进多排,少进少排。但当食物中缺 K^+ 或其他原因引起 K^+ 不足时,尿中仍排 K^+,即不进也排。所以,在临床上对不能进食的患者应适当补充 K^+,以免发生低钾血症。

(三)NH_3的分泌

正常情况下,NH_3 主要由远曲小管和集合管分泌。肾小管上皮细胞所分泌的 NH_3,是由肾小管上皮细胞内谷氨酰胺和谷氨酸脱氨基产生的。NH_3 是脂溶性物质,容易通过细胞膜向 pH 较低的小管液中自由扩散并与小管液中的 H^+ 结合生成 NH_4^+,NH_4^+ 又与小管液中强酸盐(如 NaCl)的负离子结合,形成酸性铵盐(NH_4Cl),而后随尿排出。NH_3 的分泌使小管液 H^+ 浓度降低,可促进 H^+ 的分泌。同时,小管液中强酸盐的正离子(如 Na^+)则通过 Na^+-H^+ 交换进入细胞,再与 HCO_3^- 一起转运回血液。因此,肾小管分泌 NH_3,不仅因为铵盐形成而促进分泌 H^+,而且也能促进 $NaHCO_3$ 的重吸收,对维持机体酸碱平衡也起着重要的作用。

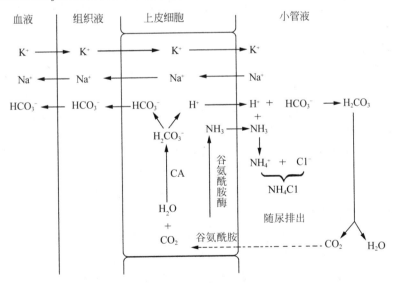

图 8-5　H^+、K^+、NH_3 的分泌

(四)其他物质的排泄

肾小管还能排泄肌酐、马尿酸等代谢产物,血肌酐水平是判断肾功能的一个重要指标。进入体内的酚红、青霉素、呋塞米等,在血液中大多与血浆蛋白结合而运输,很少被肾小球滤过,主要由近曲小管分泌到小管液。临床采用的酚红排泄试验,就是将酚红注入静脉后,通过测定尿中排出的酚红量来判断肾小管的排泄功能。

重点提示

痛风

痛风的发病与高尿酸血症息息相关,而血尿酸升高的主要原因是尿酸排泄不良,导致尿酸在体内积聚,血尿酸浓度升高所致。正常人每天排出的尿酸,有2/3经肾随尿液排出,另外1/3分泌入肠腔,随大便排出。尿酸排泄障碍,血尿酸升高是引起痛风的重要原因。

第三节　调节和影响尿生成的因素

机体对肾泌尿功能的调节,是通过对肾小球滤过功能和对肾小管重吸收与分泌功能的调节来实现的。

一、影响肾小球滤过的因素

(一)滤过膜的改变

健康成年人肾小球滤过总面积约为 $1.5m^2$,这样大的滤过面积有利于血浆的滤过。当肾发生病变时,如急性肾小球肾炎,有效滤过面积减少,导致肾小球滤过率降低,结果出现少尿,甚至无尿。再如肾小球受到炎症、缺氧或中毒侵害时,滤过膜的机械屏障或电化学屏障被破坏,导致一些本来不能滤过的大分子物质如血浆蛋白、红细胞等也能通过滤过膜,从而出现蛋白尿和血尿。

(二)有效滤过压的改变

1. 肾小球毛细血管血压　当全身动脉血压在 $80\sim180mmHg$ 时,肾通过自身调节,使肾小球毛细血管血压保持稳定。如大失血、休克等使动脉血压低于 $80mmHg$ 时,肾血流量降低,肾小球毛细血管压降低,有效滤过压减小,肾小球滤过率减少,引起少尿或无尿。

2. 血浆胶体渗透压　正常情况下,血浆胶体渗透压无明显波动。当某些原因如静脉输入大量生理盐水时,血浆胶体渗透压降低,有效滤过压增大,肾小球滤过率增加,尿量增多。

3. 囊内压　在正常情况下,囊内压比较稳定。在病理情况下如肾盂或输尿管结石、肿瘤压迫等,使尿路梗阻,囊内压升高,有效滤过压减小,肾小球滤过率降低,引起尿量减少。

(三)肾血浆流量的改变

从肾微灌流试验得知,当动脉血压在 $80\sim180mmHg$ 时,肾血流量保持相对稳定。这说明肾血管不依赖于神经体液因素的作用,对其血流量保持一种自身调节。当肾动脉压降低时,肾血管特别是入球小动脉平滑肌舒张,口径增大,血流阻力减小,使肾血流量不至于减少;反之,当肾动脉灌注升高时,引起入球小动脉平滑肌收缩,口径缩小,血流阻力相应增大,使肾血流量不至于增多。

当人体剧烈运动时,肾血流量受肾交感神经调节。肾交感神经兴奋引起肾血管收缩,肾血流量减少,肾小球毛细血管血压下降,肾小球滤过率降低。当人体在大失血、缺氧等情况时,除交感神经活动增强外,还伴有血管紧张素和血管升压素的生成和释放增多,使肾血管强烈收缩,肾血流量急剧减少,甚至无血流,以保证脑、心等重要器官的血液供应。

由此可见,人体在安静时,肾主要通过其自身调节,使肾血流量保持相对稳定,以完成生成尿的功能。而在剧烈运动或应急时,则通过神经和体液调节,减少肾血流量和肾小球滤过率,使体内血液重新分配,以保证当时整体功能活动正常进行或应急需要。

二、影响肾小管和集合管泌尿功能的因素

(一)小管液溶质浓度

小管液溶质浓度决定小管液的渗透压,而小管液渗透压是对抗肾小管重吸收水的力量。当小管液溶质浓度增大时,小管液渗透压增高,肾小管特别是近端小管对水的重吸收减少,因而尿量增加,这种利尿方式称为渗透性利尿。例如糖尿病患者的多尿是由于小管液中的葡萄糖不能完全被重吸收,从而使小管液溶质浓度增大,渗透压升高,水重吸收减少而尿量增加。临床上常利用一些能经肾小球滤过而不能被肾小管重吸收的药物(如甘露醇等)来提高小管液的渗透压,使尿量增加,以达到利尿消肿的目的。

实验表明,肾小球滤过率与小管液中的溶质及水的重吸收率之间有一定的平衡关系。近球小管的重吸收率始终占滤过率的65%~70%,这一现象称为球-管平衡。它与近曲小管对 Na^+ 的定比重吸收有关,近曲小管对 Na^+ 重吸收的百分率始终保持在滤过量的65%~70%,使得滤液的重吸收率也总是占肾小球滤过率的65%~70%。球-管平衡的生理意义在于使尿中 Na^+ 和水的排出量不会因肾小球滤过率的增减而出现大幅度的变动。

(二)抗利尿激素

抗利尿激素(ADH)又称血管升压素,由下丘脑视上核和室旁核的神经元合成,沿神经元的轴浆经下丘脑-垂体束运输至神经垂体贮存,并由此释放入血。抗利尿激素的主要生理作用是提高远曲小管和集合管上皮细胞对水的通透性,使水的重吸收量增加,尿量减少。抗利尿激素分泌调节的主要因素是血浆晶体渗透压和循环血量的改变。

1. 血浆晶体渗透压的改变 在下丘脑视上核及其周围区域有渗透压感受器,对血浆晶体渗透压的变化十分敏感,并通过一定的联系影响抗利尿激素的释放。大量出汗、严重呕吐或腹泻等情况使机体失水过多时,血浆晶体渗透压增高,对渗透压感受器刺激增强,引起抗利尿激素释放增多,使水的重吸收增多,尿量减少,有利于血浆晶体渗透压恢复至正常水平,维持水的平衡(图8-6);反之,如果在短时间内大量饮清水,约30min后,尿量开始增加,第1小时末达到最高点,随后尿量减少,2~3h后尿量恢复到原来水平。这种大量饮入清水后引起尿量增多的现象称为水利尿。水利尿的产生主要是由于大量水被吸收入血,血浆被稀释,血浆晶体渗透压降低,对渗透压感受器刺激减小,抗利尿激素的释放减少,水的重吸收减少,尿量增多,使体内多余的水能及时排出体外。

2. 循环血量的改变 循环血量的改变可

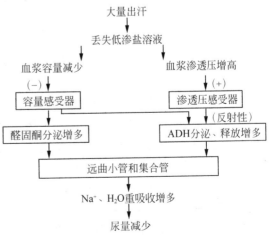

图8-6 大量出汗对钠、水排出的反射性影响

作用于左心房和胸腔大静脉壁上的容量感受器,反射性地调节抗利尿激素释放。在急性大失血、严重呕吐和腹泻等情况下,循环血量减少,对容量感受器的刺激减弱,反射性地引起抗利尿激素释放,使水的重吸收增加,尿量减少,有利于血容量的恢复;相反,在大量饮水、大量补液时,循环血量增加,对容量感受器的刺激增强,反射性地抑制抗利尿激素的释放,使水的重吸收减少,尿量增加,以排出体内过剩的水分。

重点提示

尿崩症

当下丘脑病变影响 ADH 的合成和释放时,尿量明显增多,严重时每日可达 10L 以上,称为尿崩症。

(三)醛固酮

醛固酮是肾上腺皮质球状带分泌的一种类固醇激素,其主要作用是促进远曲小管和集合管对 Na^+ 的重吸收,同时促进 K^+ 的分泌。Na^+ 的重吸收同时伴有 Cl^- 和水的重吸收,所以,醛固酮具有保 Na^+、排 K^+、保水,增加血容量的作用。醛固酮的分泌主要受肾素-血管紧张素-醛固酮系统和血 K^+、血 Na^+ 浓度的调节(图 8-7)。

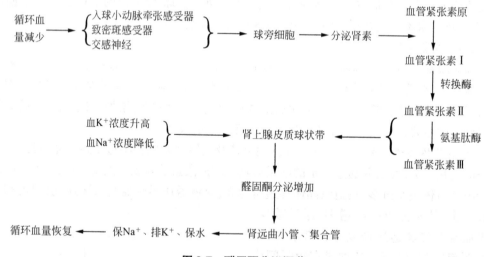

图 8-7 醛固酮分泌调节

1. **肾素-血管紧张素-醛固酮系统** 肾素是球旁细胞分泌的蛋白水解酶,它能使血浆中的血管紧张素原转变为血管紧张素 I,血管紧张素 I 在肺组织的血管紧张素转化酶作用下,继续水解为血管紧张素 II,血管紧张素 II 除有较强的缩血管作用外,还可刺激肾上腺皮质球状带分泌醛固酮。血管紧张素 II 在氨基肽酶的作用下,进一步水解为血管紧张素 III,它也能刺激肾上腺皮质球状带分泌醛固酮。由于肾素、血管紧张素和醛固酮有着密切的功能联系,因此被称为肾素-血管紧张素-醛固酮系统。

2. **血 K^+ 与血 Na^+ 浓度** 当血 K^+ 浓度升高或血 Na^+ 浓度降低时,特别是血 K^+ 浓度升高,可直接刺激肾上腺皮质球状带,分泌醛固酮增多,导致保 Na^+ 排 K^+;反之,血 K^+ 浓度降低或血

Na^+ 浓度升高,则醛固酮分泌减少。

第四节 尿 的 排 放

尿的生成是个连续不断的过程,生成的终尿由集合管流出,汇入乳头管,经肾盏持续不断流入肾盂,由于压力差以及肾盂的收缩而被送入输尿管。输尿管的周期性蠕动将尿液送入膀胱,膀胱具有贮尿和排尿的功能。

一、排 尿 反 射

排尿反射是一种脊髓反射,受脑的高级中枢控制,可由意识促进或抑制其活动。生理情况下,当膀胱内充盈尿量达到 400~500ml 时,膀胱内压明显升高,膀胱壁的牵张感受器受到刺激而兴奋。冲动沿盆神经传入,到达排尿反射的初级中枢——脊髓骶段,同时冲动也上传到排尿反射高位中枢大脑皮质,产生尿意。若当时环境条件不允许排尿,初级排尿中枢便受到大脑皮质的抑制,待环境条件允许时,抑制解除,排尿反射才能进行。此时,从中枢发出的冲动经盆神经传出纤维传出,引起膀胱逼尿肌收缩,尿道内括约肌舒张,于是尿液进入后尿道,并刺激后尿道的感受器,冲动沿阴部神经再次传到脊髓初级排尿中枢,一方面进一步加强膀胱逼尿肌收缩,另一方面可反射性地抑制阴部神经,使其所支配的尿道外括约肌舒张,于是尿排出体外。尿液对后尿道的刺激可进一步反射性地加强排尿中枢活动。这是一种正反馈,它使排尿反射一再加强,直至尿液排完。排尿反射过程简示如下(图 8-8)。

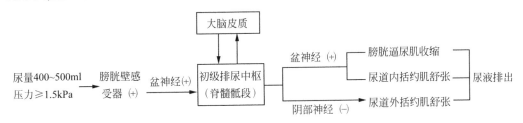

图 8-8 排尿反射过程

婴幼儿的大脑皮质发育尚未完善,对脊髓初级排尿中枢的控制能力较弱,不仅排尿次数多,且易发生夜间遗尿现象。

二、排 尿 异 常

由于排尿是自主性神经和躯体运动神经共同参与的反射活动,所以当该反射弧的任何组成部分发生损害后,都能造成排尿异常。当膀胱炎症或机械性刺激(如膀胱结石)时,因膀胱壁牵张感受器在炎症或机械刺激作用下频繁兴奋出现尿意,引起排尿次数过多,称为尿频;腰骶部脊髓损伤使初级排尿中枢活动发生障碍或该反射弧的其他部分受损时,膀胱内充满尿液而不能排出,称为尿潴留;当骶段以上脊髓受损伤,使初级排尿中枢失去大脑皮质控制,或处于昏迷状态的患者,虽然排尿反射仍存在,但失去意识控制,称为尿失禁。

重点提示

膀胱癌

国外研究资料表明,排尿次数与膀胱癌的发病率密切相关,排尿次数越少,患膀胱癌的危险性越大。因为憋尿增加了尿中致癌物质对膀胱的作用时间,有憋尿习惯者患膀胱癌的可能性要比健康人高3~5倍。

(钱忠民)

讨论与思考

1. 何谓排泄?肾在排泄中的重要性是什么?
2. 尿生成过程?
3. 影响肾小球滤过和肾小管重吸收的因素有哪些?
4. 糖尿病患者为什么会出现糖尿和多尿?
5. 酸中毒时,血 K^+ 浓度有何变化?为什么?
6. 大量饮清水后尿量如何变化?为什么?

第 *9* 章

感觉器官的功能

人类生活在复杂多变的外界环境中,能够接受体内外环境中的各种刺激形成感觉,感觉功能对生存而言是很重要的。感觉是认知过程的开始,是一切知识的来源。那么感觉是怎样产生的呢? 首先是感受器接受刺激,并将其转变为神经冲动,然后沿一定的神经传导通路传到大脑皮层的特定部位,经过特定的感觉中枢整合,最后产生相应的感觉。由此可见,各种感觉都是由感受器、传入通路和感觉中枢 3 个部分共同活动而产生的。

第一节 概 述

一、感受器和感觉器官的概念

感受器是专门感受机体内外环境变化的特殊结构。如感觉神经末梢、视网膜上的视椎细胞和视杆细胞、耳蜗中的毛细胞等。感觉器官除含有感受器外,还包括有利于感受刺激的附属结构,如视觉器官,听觉器官、前庭器官、嗅觉器官和味觉器官等。

二、感受器的一般生理特性

(一)感受器的适宜刺激

各种感受器都有其最敏感、最易接受的刺激,称为适宜刺激。如视网膜上的视锥细胞和视杆细胞的适宜刺激是一定波长的光波,耳蜗中毛细胞的适宜刺激是一定频率的声波。感受器对适宜刺激的高度敏感性是人类长期进化的结果,有利于机体对环境做出精确的反应。

(二)感受器的换能作用

一种形式的能量可以转换为另一种形式。感受器的换能作用是指感受器能将各种形式的刺激能量,如声能、光能、热能、机械能及化学能等,转换为生物电能(动作电位),以神经冲动的形式传入中枢,这种作用称为换能作用。因此,可以把感受器看作是生物换能器。

(三)感受器的编码作用

感受器在感受刺激的过程中,不仅发生了能量形式的转换,还将刺激所包含的环境变化的各种信息转移到动作电位的序列之中,这种过程成为感受器的编码作用。例如,耳蜗受到声波刺激时,不但能将声能转换为生物电能,而且还能把声音的音量、音调、音色等信息编排在神经冲动的序列之中,由此传入中枢,感觉中枢便可获得各种不同的声音感觉。

(四)感受器的适应现象

当某一强度相对恒定的刺激持续作用于某种感受器时,经一段时间后,感受器对该刺激的敏感性逐渐下降,这种现象称为适应现象。在人体主观感受方面,也常常体验到类似"入芝兰之室,久而不闻其香"的感觉适应现象。

第二节　视　觉　器　官

眼是视觉器官,它主要由折光系统和感光系统两大部分所组成。人眼的适宜刺激是波长为380~760nm的可见光。视觉是如何形成的呢?首先,外界物体发出的光线经眼的折光系统,在视网膜上形成物像。之后,视网膜中的感光细胞感受物像的光刺激,并将光能转变为生物电能,然后产生神经冲动,再由视神经传入视觉中枢,从而产生视觉。

眼是人体最重要的感觉器官。主要有折光功能和感光换能功能。通过视觉器官,我们能感知外界物体的大小、形状、颜色及远近等。

一、眼的折光功能

(一)眼折光成像

眼的折光系统是一个复杂的光学系统,包括角膜、房水、晶状体、玻璃体4种不同的折光体。光线通过眼需要经过多次折射。其中晶状体的折光力最大,而且其凸度的大小可以调节,因此,它是眼中最重要的一个折光体。眼折光成像的原理与凸透镜的成像原理基本相似,但眼对光线的折射情况远比单片凸透镜复杂得多。为了研究和应用方便,通常用简化眼模型来描述折光系统的成像功能(图9-1)。

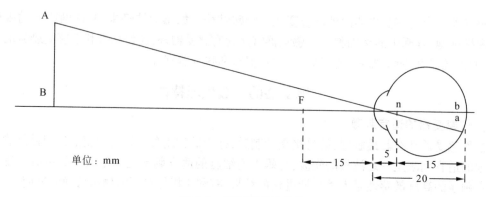

图9-1　简化眼及其成像

　　简化眼是假定眼球由一个前后径为 20mm 的单球面折光体构成,眼内容物均匀,其折光率为 1.33。外界光线进入眼时,只在角膜表面发生折射。角膜的曲率半径为 5mm,即折光体的节点(n,总光心)到前表面(c)的距离为 5mm;后主焦点在节点后 15mm 处,正相当于视网膜的位置。这个模型和正常安静时的人眼一样,正好能使 6m 以外物体发射来的平行光线聚焦在视网膜上,形成一个清晰倒立缩小的实像,通过大脑皮质调整作用而形成直立视觉。

(二) 眼的调节

　　眼睛看清物体,必须物像恰好落在视网膜上,正常眼看 6m 以外物体时,入眼的平行光线经折射后正好在视网膜上成像,不需要进行调节就可以产生清晰视觉。通常把眼在静息状态下所能看清物体的最远之点称为远点。但看 6m 以内近处物体时,入眼光线由平行变为辐散,经折射后聚焦在视网膜的后方,不能在视网膜上清晰成像。为使 6m 以内的物体成像清晰,眼会发生相应的调节反应,使物像能清晰地落在视网膜上。通常把眼作最大调节所能看清物体的最近之点称为近点。眼的调节包括晶状体的调节、瞳孔的调节和双眼球会聚 3 个方面。

　　1. 晶状体的调节　　晶状体是一个呈双凸透镜形的、富有弹性的折光体,其周缘借睫状小带与睫状体相连(图 9-2)。睫状体内有平滑肌纤维,称为睫状肌,晶状体的凸度可随睫状肌的舒缩而改变。睫状肌纤维有环状和辐射状两种,它们分别受副交感神经和交感神经支配。晶状体的调节是指根据所看物体的远近,通过反射活动改变晶状体的凸度,从而改变它的折光能力,使射入眼内的光线经折射后聚焦在视网膜上。在看远物或眼处于静息状态时,以交感神经紧张为主,此时辐散状肌纤维处于收缩状态,睫状体拉紧睫状小带,晶状体被拉扁平,折光力较弱,远处物体成像在视网膜上。看 6m 以内近物时,物像后移,视网膜感光细胞感受到模糊的物像,反射性地引起副交感神经兴奋,使睫状肌环状纤维收缩,睫状小带放松,晶状体由于弹性回位而变凸,折光力增强,从而使物像前移。成像在视网膜上。

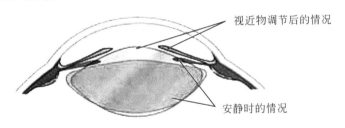

视近物调节后的情况

安静时的情况

图 9-2　眼视近物时晶状体和瞳孔的调节

　　晶状体的调节能力是有一定限度的,眼作最大限度地调节所能增加的折光力称为调节力。眼调节力大小决定于晶状体的弹性,弹性越好,晶状体凸起的能力就越强,所以能看清的物体的距离就越近。反之则弱。晶状体的弹性随着年龄的增长而逐渐减退,近点逐渐远移。老年人因晶状体的弹性减弱,调节能力随之下降。因此,看清物体的最近距离(近点)延长,这种情况称老视。即通常所说的老花眼。其表现为看近物时物像不清晰,需佩戴适当的凸透镜进行矫正。

重点提示

晶状体混浊——白内障

冬天的早晨,我们常看到玻璃窗上会布满水蒸气,使你看不到窗外风景。白内障就像冬天的窗户,它遮住了眼睛的晶状体使你视线模糊。晶状体发生混浊由透明变成不透明,阻碍光线进入眼内,从而影响了视力,形成白内障。初期晶状体混浊,对视力影响不大,而后逐渐加重,明显影响视力甚至失明。晶状体代谢紊乱,发生变性,形成混浊。如紫外线、香烟的烟雾以及糖尿病患者体内过多的葡萄糖,都会加速血管老化,提高得白内障的风险。老年性白内障是最常见的,可利用手术将发生病变的晶状体摘除,植入人工晶体来矫正视力。

2. 瞳孔的调节 在生理状态下,引起瞳孔调节的情况有两种:一种是眼看近物时,在晶状体凸度增大的同时,出现瞳孔缩小,以限制进入眼球的光亮;看远物时晶状体凸度变小的同时,瞳孔散大,以增加进入眼球的光亮。看近物时瞳孔缩小的反应,称为瞳孔近反射或瞳孔调节反射。其意义在于调节进入眼内的光量并减少由折光系统造成的球面像差和色像差,使成像清晰。另一种是眼受到强光照射时,瞳孔缩小,在强光离开眼后则散大,这种瞳孔的大小随光线强弱而改变的反应称为瞳孔对光反射。其意义在于调节进入眼内的光量,有助于看强光时保护视网膜,看弱光时能分辨物体。瞳孔对光反射的中枢在中脑,临床上检查瞳孔对光反射,作为判断中枢神经系统病变部位、麻醉的深度和病情危重程度的重要指标。

3. 双眼球会聚 当双眼凝视前方移近的物体时,可见两眼球同时向鼻侧聚拢的现象,称为双眼球会聚。眼球会聚是由两眼球的内直肌收缩来完成的。其意义在于当看近物时,使物像落在双眼视网膜的对称点上,避免复视,从而产生单一的清晰的视觉。

(三) 眼的折光异常

如果眼球的形态或折光系统发生异常,致使平行光线不能在视网膜上聚焦成像,这种现象称为折光异常,或称屈光不正。包括近视、远视和散光(图9-3)。眼的折光异常及其矫正(表9-1)。

表 9-1　眼的折光异常

	近视眼	远视眼	散光眼
原因	眼球前后径过长、折光系统的折光能力过强	眼球前后径过短、系统折光能力过弱	折光折光面各经纬线的曲率不一致
成像	视网膜前	视网膜后	视网膜前或视网膜之后
矫正	凹透镜	凸透镜	圆柱形透镜

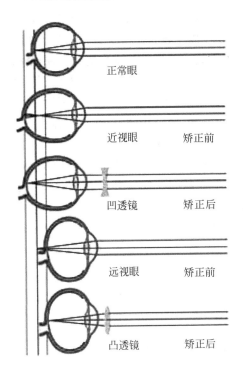

正常眼

近视眼　　　矫正前

凹透镜　　　矫正后

远视眼　　　矫正前

凸透镜　　　矫正后

图 9-3　眼的折光异常

重点提示

用眼卫生和预防近视的有效方法

近视眼的形成,除少数高度近视与遗传有关外,多数近视主要是不良用眼习惯造成的。如长时间近距离读写、看电视,照明不良,字迹过小或字迹不清。阅读姿势不正(歪头、躺卧、乘车走路看书等)可使睫状肌持续收缩,造成眼球由于眼压及眼外肌肉的压迫向后扩张,形成近视。纠正不良的阅读习惯,劳逸结合、加强体育锻炼、增强体质、注意营养、做眼保健操,是预防近视的有效方法。预防近视,应从儿童抓起,这对正处于身心发育的青少年,对提高中华民族的身体素质,具有深远的意义。

二、眼的感光功能

(一)视网膜的感光功能

眼的感光系统由视网膜构成。来自外界物体的光线,通过折光系统进入眼内并在视网膜上形成物像,这只是一种物理学现象。眼要看到物体,产生视觉,必须通过视网膜的感光作用,只有物像被感光细胞所感受,并转变成生物电信号传入中枢,经中枢分析处理后,才能产生主观意识上的视觉。

在视网膜中,能够感受光刺激的感光细胞是视杆细胞和视锥细胞。感光细胞之所以能够感受光的刺激产生兴奋,是由于它们含有感光色素的缘故。感光色素在光的作用下分解,分解时所释放的能量使感光细胞发生电变化,进而使视神经兴奋,产生神经冲动。两种感光细胞在视网膜上的分布很不均匀。视网膜上视神经乳头处没有感光细胞分布,聚焦于此处的光线不能被感受,在视野中形成生理性盲点。视杆细胞主要分布在视网膜的周边部,对光的敏感性较高。能感受弱光刺激而引起视觉,但不能分辨颜色,只能辨别明暗,视物精确性差,这种视觉功能成为暗视觉。视锥细胞主要分布在视网膜中央部,黄斑的中央凹处最为密集,且只有视锥细胞,对光的敏感性差,只能感受强光,能分辨颜色,视物精确性高,这种视觉功能成为明视觉。

(二)视杆细胞的光化学反应

视杆细胞内的感光色素是视紫红质,视紫红质的光化学反应是可逆的,在生理情况下,既可分解,又能合成,处于动态平衡状态。视紫红质在光照下迅速分解为全反视黄醛和视蛋白,同时释放能量,诱发视杆细胞出现感受器电位,最终形成动作电位向视觉中枢传导。在暗处又重新合成,全反视黄醛转变为11-顺型,再与视蛋白结合成视紫红质(图9-4)。以维持视杆细胞的对光敏感度。视紫红质在分解和合成的过程中有一部分视黄醛被消耗,要靠体内贮存的维生素 A 来补充,维生素 A 最终要从食物中获得,如果长期摄入维生素 A 不足,视紫红质合成会减少,引起暗光下视觉障碍,称夜盲症。

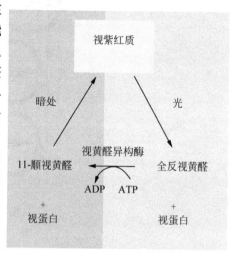

图9-4 视紫红质的光化学反应

(三)视锥细胞与色觉

人眼的视网膜上有 3 种不同的视锥细胞,分别含有对红、绿、蓝 3 种光敏感的感光色素,视锥细胞具有辨别颜色的能力。当不同色光作用于视网膜时,会以一定的比例使三种视锥细胞分别产生不同程度的兴奋,这样的信息传到中枢,就会产生不同的色觉。人眼可区分约 150 种不同的颜色。色觉障碍有色盲和色弱两种情况。色盲中最多见的是红色盲和绿色盲。色盲绝大多数是由遗传因素引起的,极少数是由视网膜病变引起。色弱主要是由于视锥细胞对某种颜色的识别能力较弱引起的,色弱常由后天因素有关。

重点提示

夜盲症

夜盲症俗称"雀蒙眼",在夜间或光线昏暗的环境下视物不清,行动困难,称为夜盲症。预防夜盲症并不难,首先要科学安排营养,特别对婴儿和发育时期的青少年,应提倡食品多样化,多吃一些维生素 A 含量丰富的食品。要多做户外活动,多接触阳光,注意卫生,预防全身性疾病。虽然夜盲症很多时候是由缺乏维生素 A 造成的,但是维生素 A 的补充一定要在医生的指导下进行。过量服用,有可能会引起维生素 A 中毒现象。

三、与视觉有关的几种生理现象

(一)视力

视力也称视敏度,指眼对物体细微结构的分辨能力,即眼分辨物体上两点间最小距离的能力。视力的好坏通常以视角的大小作为衡量标准。视角是指物体上两点发出的光线射入眼球后,经节点相交时形成的夹角。眼能辨别的视角越小,表示视力越好(图9-5)。即视力＝1/视角。正常眼能分辨两点的最小视角为 1 分角。1 分角的视力为 1/1＝1.0,2 分角的视力为 1/2＝0.5。视力表就是根据这个原理设计的。目前国内常用的视力表有国际标准视力表和对数视力表。将视力表置于眼前 5m 处,人眼能看清其中视标图形的缺口为 1.5mm 时,所形成的视角为 1 分,按国际标准视力表表示为 1.0,按对数视力表表示为 5.0。

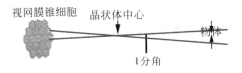

图9-5　视力与视角

(二)视野

视野是指单眼固定注视正前方一点时所能看到的范围。健康人的视野受面部结构影响,颞侧视野大于鼻侧视野,下侧视野大于上侧视野。在同一光照条件下,颜色不同,视野也不一致。白色视野最大,黄色、蓝色次之,红色再次之,绿色视野最小(图9-6)。临床上,检查视野对诊断某些视网膜、视神经及视神经传导径路的病变有一定的意义。

(三)暗适应与明适应

1. 暗适应　当人从明亮处突然进入暗处,起初对任何东西都看不清楚,经过一定时间后,视觉敏感度才逐渐恢复,能逐渐看清在暗处的物体,这种突然进入暗环境后视觉逐渐恢复的过程称为暗适应。暗适应的产生主要决定于视杆细胞的视紫红质,视紫红质的合成和分解过程与光照的强度有直接关系,在亮处时,由于受到强光的照射,视杆细胞中视紫红质大量分解,使视紫红质的贮存量很小,到暗处后不足以兴奋视杆细胞;而视锥细胞又只感受强光不感受弱光,所以,进入暗环境的开始阶段什么也看不清。待一定时间后,视杆细胞中视紫红质重新合成,使视紫红质的含量得到补充,对光刺激的敏感性提高,才逐渐恢复在暗处的视觉。

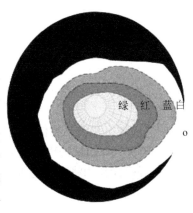

图9-6　右眼的颜色视野

2. 明适应　当人从暗处突然进入明亮处,起初只感到耀眼的光亮,看不清楚物体,稍待片刻才能恢复正常视觉,这种突然进入明亮环境后视觉逐渐恢复正常的过程称为明适应。明适应的产生是人在暗处时,视杆细胞内蓄积了大量视紫红质,到亮处时遇到强光迅速分解,以致刺激过强而产生耀眼的光感。待视紫红质大量分解后,由于视紫红质减少,对光较不敏感的视锥细胞便承担起在亮光下的感光任务,恢复在亮处的视觉。

（四）双眼视觉

双眼观看同一物体时所产生的视觉为双眼视觉。双眼视物时,视网膜各自形成一个完整的物像,不同视网膜的物像又按照自己的神经通路传向中枢。在正常时,人在感觉上只产生一个物体的感觉,而不产生两个物体的感觉。这是由于从物体同一部分发出的光线,成像于两侧视网膜的对称点上,才能形成单一视觉。若物像不落在视网膜的对称点,则将产生复视。与单眼视觉相比,双眼视觉的优点是可以扩大单眼视觉的视野;弥补单眼视野中的生理盲点的缺陷;增强判断物体大小和距离的准确性;并形成立体视觉。

第三节　听觉器官

耳是听觉器官,也是位置觉和平衡觉器官。耳分为外耳、中耳和内耳 3 部分。内耳又称迷路,包括耳蜗、前庭和半规管(图 9-7)。外耳和中耳构成传音系统,内耳的耳蜗是感音系统,内耳的前庭和半规管则是位置觉和运动觉感受器,是人体维持平衡的位置觉器官之一。

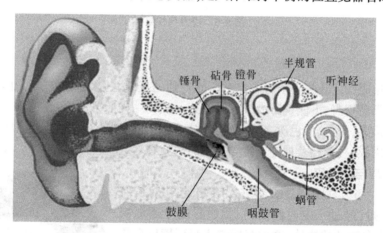

图 9-7　耳的结构

听觉的适宜刺激是物体振动时发出的声波,通常人耳感受的振动频率为 20~20 000Hz。其中对 1000~3000Hz 的声波最为敏感。声波经外耳、中耳传到内耳的耳蜗,被耳蜗中的毛细胞感受,经换能作用将声波的机械能转换为神经冲动,其神经冲动沿听觉传导路上传至大脑皮质听觉中枢引起听觉。

一、外耳的集音功能

外耳包括耳郭(耳廓)和外耳道。耳郭的形状有利于收集声波,有集音功能。在一定程度上还可帮助判断声音发出的方向。外耳道一端开口于耳郭,另一端终止于鼓膜,是声波传导的通道,同时还起到共鸣腔的作用。

二、中耳的传音功能

中耳由鼓膜、听小骨、鼓室和咽鼓管等结构组成。鼓膜是外耳道与中耳的交界,为椭圆形半透明薄膜,能将声波不失真地传向听骨链。听小骨有 3 块,从外向内分别为锤骨、砧骨、镫骨。它们依次连接形成听骨链,构成了一个杠杆系统。咽鼓管是鼓室和咽腔相通的管道,平时关闭,当吞咽、打哈欠时,可暂时开放,借此使鼓室内的空气与大气相通。咽鼓管的主要功能是调节鼓室内的压力,使之与外界大气压保持平衡,这对于维持鼓膜的正常位置、形状和振动性能有重要意义。如,鼻咽部炎症导致咽鼓管阻塞后,鼓室内的空气被吸收,可造成鼓膜内陷,并产生耳鸣,影响听力。中耳主要功能是将空气中的声波振动高效地传递到内耳淋巴液。声波可经过气传导和骨传导两种途径传向内耳,被耳蜗声音感受器所感受。

(一)气传导

声波经外耳、鼓膜、听骨链和前庭窗传入耳蜗,这个传导途径称为气传导,是声波传导的主要途径。当正常气传导途径的结构被损坏时,如鼓膜穿孔、听骨链严重病变等。声波也可通过外耳道和鼓室内的空气传至蜗窗,经蜗窗传至耳蜗,使听觉功能得到部分补偿,发挥一定的传音作用。这一传导途径也属于气传导,但这时的听力较正常时明显降低。

(二)骨传导

声波直接引起颅骨的振动,从而引起耳蜗内淋巴的振动,这个传导途径称为骨传导。在正常情况下,骨传导的效率比气传导的效率低得多,所以,人们几乎感觉不到它的存在。但是当鼓膜或鼓室病变引起传音性耳聋时,气传导发生障碍,而骨传导却不受影响,甚至相对增强。当耳蜗病变引起感音性耳聋时,气传导和骨传导都将同样受损。在临床工作中,常用音叉检查患者气传导和骨传导的情况,帮助诊断听觉障碍的病变部位和原因。

三、内耳的感音功能

内耳由耳蜗和前庭器官组成,感音的装置位于耳蜗内。耳蜗是一个形似蜗牛壳的骨管,其内被斜行的前庭膜和横行的基底膜分隔为 3 个腔,分别称为前庭阶、蜗管和鼓阶,3 个管腔中充满淋巴液。前庭阶与鼓阶内的淋巴液为外淋巴,在耳蜗顶部有蜗孔相通;蜗管内的淋巴液为内淋巴。前庭阶底部端有前庭窗,鼓阶底端有蜗窗,各有膜与中耳鼓室相连。声音感受器(亦称螺旋器或柯蒂器)位于基底膜上,内有毛细胞与支持细胞。毛细胞是听觉的感受细胞,毛细胞的底部有丰富的神经末梢,与耳蜗神经相连,毛细胞表面有纤毛,称为听毛。听毛上方为盖膜,盖膜悬浮于内淋巴中(图 9-8)。

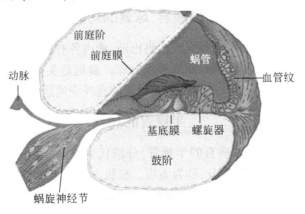

图 9-8 耳蜗

（一）耳蜗的感音换能作用

声波不论是从前庭窗还是从蜗窗传入内耳，都可通过外、内淋巴的振动引起基底膜振动。基底膜振动时，排列在它上面的螺旋器也发生相应的振动，使毛细胞和盖膜的相对位置不断发生位移，于是毛细胞受到刺激而兴奋，把声波振动的机械能转变为耳蜗微音器电位。即将机械能转换为生物电能，其电位变化达到阈电位时，便触发与其相连的蜗神经产生动作电位，传入大脑皮质的听觉中枢，产生听觉。

（二）耳蜗对声音的初步分析

耳蜗是怎样对音调进行初步分析的呢？目前用行波学说来解释。该学说认为，声波传入内耳引起基地膜振动，以行波的方式由耳蜗底端向蜗顶传播，就像抖动一端固定的绸带，形成行波向远端传播一样。声波频率不同时，行波传播的远近和最大振幅出现的部位也有所不同。由于基底膜不同部位的毛细胞受到刺激，经相应的听神经纤维传入大脑皮质听觉中枢的不同部位，就产生不同的音调感觉。

> **重点提示**
>
> 不容忽视的环境污染——噪声
>
> 噪声是指那些杂乱无章的非周期性震动所产生的声音，其强度一般在 60 分贝（dB）以上，令人讨厌。噪声影响工作、学习和休息，危害健康。长期的慢性噪声，可使耳蜗基底膜的毛细胞倒伏、融合，甚至脱落，造成噪声性耳聋。因长期受同一种强噪声刺激而产生的对该特定频率声波的耳聋，即职业性耳聋。噪声还可引起神经衰弱、高血压、消化性溃疡、内分泌失调等。因此，在工作和生活中应注意环境保护，消除和减少噪声污染，防止噪声对听觉等功能的损害。

第四节　前庭器官

人生活在一定的自然环境中，必须保持正常的姿势和身体平衡，它是进行各种活动的必需条件，这与前庭器官有关。前庭器官包括内耳的前庭和半规管，前庭又包括椭圆囊和球囊。

一、椭圆囊、球囊的功能

椭圆囊和球囊是膜质的小囊，内部充满内淋巴液，囊内各有一个特殊结构，称为囊斑，囊斑内有感受性毛细胞，毛细胞的基底部有前庭神经分布。囊斑是头部位置及直线变速运动的感受器。椭圆囊和球囊的功能是感受头部的空间位置和直线变速运动。

二、半规管的功能

人体两侧内耳各有 3 条相互垂直的半规管，分别代表空间的前、后、水平 3 个不同平面。每个半规管的一端有一个膨大的部分，称为壶腹。壶腹内有一块隆起的结构，称为壶腹嵴。壶腹嵴是旋转变速运动的感受器。壶腹嵴中含有一排感受性毛细胞，毛细胞的底部与前庭神经末梢相连。半规管的功能是感受旋转变速运动。

三、前庭反应

当前庭器官受刺激而兴奋时,其传入冲动到达有关的神经中枢后,除引起一定的位置觉、运动觉以外,还可引起各种姿势调节反射、眼震颤和自主性神经功能的改变,这些现象统称为前庭反应。例如乘车时,当汽车突然加速时,会引起颈背肌紧张性增强而出现后仰的姿势;汽车突然停止时则出现相反的情况。这就属于前庭器官的姿势反射,其意义在使机体维持一定的姿势和平衡。躯体做旋转运动时,眼球可出现一种特殊的往返运动,这种现象称为眼震颤。眼震颤主要由半规管受刺激引起。另外,人类前庭器官受到过强或过久的刺激,常可引起自主神经系统的功能反应,表现为恶心、呕吐、眩晕、皮肤苍白、心率加快和血压下降等症状。在有些人中,这种反应特别明显,出现晕车、晕船等症状。

重点提示

梅尼埃综合征

梅尼埃综合征是以膜迷路积水的一种内耳疾病。梅尼埃综合征是 1861 年梅尼埃医生对眩晕症患者的平衡器官做了解剖,发现平衡器官有异常病理改变,压力增大,循环障碍,保持不了液体平面,从而揭开了眩晕的由来。人们为了纪念他,从此把此种眩晕症与梅尼埃医生的名字联系在一起,称为梅尼埃综合征。本病以突发性眩晕、耳鸣、耳聋或眼球震颤为主要临床表现,患者多数为中年人,无明显性别差异,首次发作在 50 岁以前的患者约占 65%,大多数单耳患病。发作时要静卧,戒急躁,进清淡低盐饮食,限制入水量,忌用烟、酒、茶。在间歇期要鼓励患者锻炼身体,增强体质,注意劳逸结合。

(吴丽萍)

讨论与思考

1. 正常眼如何能看清在一定范围内远近的物体?
2. 感光细胞的分类及特点?
3. 前庭器官有哪些? 各有何生理功能?

第10章

神经系统的功能

人体的功能调节系统包括神经系统和内分泌系统。神经系统是机体内最重要的调节系统。它不仅管理、协调着体内各器官的功能活动,使机体成为一个统一的整体;而且借助各种感受器,接受体内、外环境的各种信息,做出相应的反应,使机体适应内、外环境的变化,并在不断变化着的环境中维持自身功能的相对稳定。人类神经系统得到了高度进化,产生了学习与记忆、语言活动和抽象思维等高级功能。

第一节　反射活动的一般规律

一、神经元和神经纤维

神经元即神经细胞,是神经系统基本的结构与功能单位,由胞体和突起两部分构成(图10-1)。胞体的结构与一般细胞相同,是细胞代谢和营养的中心,位于脑、脊髓的灰质和神经节中。突起分为轴突和树突两种。一般树突较短,有多个;轴突较长可达 1m,只有一个,轴突离开胞体后外包髓鞘或神经膜成为神经纤维。在动作电位的产生和传导中,神经元的胞体和树突是接受刺激产生兴奋的部位,兴奋沿神经纤维向外周传导,所以神经纤维的功能是传导兴奋。在神经系统中,神经元之间通过突触联系组成反射弧及其他复杂的信息传输、整合网络,以实现对机体的功能调节。

二、神经元之间的功能联系

(一) 突触结构和分类

1. **突触的结构**　突触是指神经元之间发生接触并传递信息的部位。经典的突触由突触前膜、突触间隙和突触后膜 3 部分组成(图 10-2)。突触前膜为突触前神经元的轴突末梢膜，即突触小体膜；与突触前膜相对的另一个神经元的胞体或突起的膜称为突触后膜；两膜之间为突触间隙。在突触小体的轴浆内，有含神经递质的囊泡(突触小泡) 及线粒体；在突触后膜上有与神经递质结合的受体及离子通道。

2. **突触的分类**　根据突触相互接触的部位，可把突触分为轴突-胞体型、轴突-树突型和轴突-轴突型 3 种类型(图 10-3)；根据突触前神经元对下一个神经元功能活动的影响，可把突触分为兴奋性突触和抑制性突触；根据信息传递的性质不同，可把突触分为化学性突触和电突触。

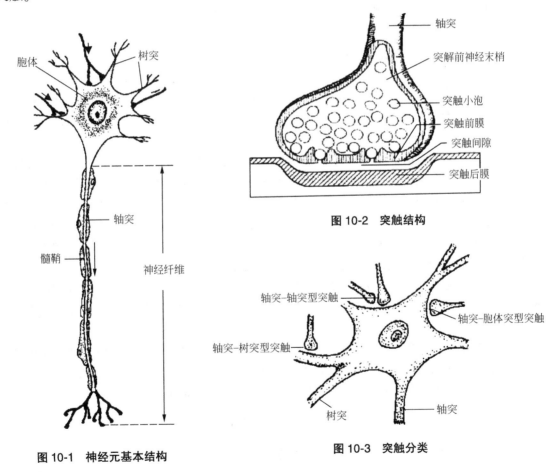

图 10-1　神经元基本结构

图 10-2　突触结构

图 10-3　突触分类

(二) 突触传递过程

经典的化学性突触传递的基本过程：当兴奋传至轴突末梢时，突触前膜发生去极化，使前膜上的 Ca^{2+} 通道开放，Ca^{2+} 进入突触小体，内流的 Ca^{2+} 促使突触小泡向前膜移动，并与之接触、融合，小泡膜破裂以胞吐的方式将神经递质释放到突触间隙，经扩散至突触后膜，与后膜上的特异性受体结合,引起后膜上某些离子通道的开放,导致某些带电离子进入后膜,使突触后膜的电位发生变化,即产生去极化或超极化。这种突触后膜上的电位变化称为突触后电位。

1. 兴奋性突触后电位 在兴奋性突触传递中,突触前膜释放兴奋性递质,递质与突触后膜上的受体结合后,增加突触后膜对 Na^+ 的通透性,Na^+ 内流使突触后膜产生去极化。这种突触后膜去极化电位,称为兴奋性突触后电位(EPSP)。EPSP 是一种局部电位,它可以产生电位总和,当达到阈电位时则可引起突触后神经元暴发动作电位,产生兴奋效应。

2. 抑制性突触后电位 在抑制性突触传递中,突触前膜释放抑制性递质,递质与突触后膜上的受体结合后,增加突触后膜对 Cl^- 的通透性,Cl^- 内流使突触后膜产生超极化。这种突触后膜的超极化的电位,称为抑制性突触后电位(IPSP)。由于 IPSP 降低了突触后神经元的兴奋性,使之不易产生动作电位呈现抑制效应。

(三)突触传递特征

1. 单向传递 突触的化学传递过程,不同于兴奋在神经纤维上的传导。兴奋只能朝一个方向传递,即只能由突触前神经元传向突触后神经元,而不能逆向传递。这是由突触的结构及突触的传递性质决定的。由于突触的单向传递,使得信息在中枢传播具有一定方向性,保证了兴奋沿反射弧所规定的路径顺序进行。

2. 突触延搁 兴奋通过突触时,需要经过递质的释放、扩散以及与突触后膜的受体结合产生突触后电位等一系列过程,因而与兴奋在相应长度的神经纤维上的传导相比,耗时较长,这种现象称为突触延搁。据测定,兴奋通过一个突触需时 0.3~0.5ms,所以在反射活动中,通过的突触愈多,突触延搁的时间就愈长。

3. 总和 总和包括空间性总和和时间性总和。空间性总和是由多根神经纤维同时传入冲动到同一突触后神经元,使同时产生的多个兴奋性突触后电位叠加起来,达到阈电位水平而暴发动作电位;时间性总和是指单根传入神经纤维连续传入一连串的神经冲动,使在突触后神经元上相继产生的兴奋性突触后电位叠加起来,达到阈电位水平而暴发动作电位的过程。

4. 后发放 在反射活动中,当刺激停止后,传出神经在一定时间内仍继续发放神经冲动,使反射效应持续一段时间,这个现象称为后发放,也称后放。

5. 对内环境变化敏感 反射弧的中枢部位对内环境的变化十分敏感,如缺 O_2、CO_2 过多、pH 改变、麻醉药以及某些药物等,均可影响突触传递的某些环节,改变突触部位的兴奋传递能力。

6. 易疲劳性 在整个反射弧中,突触是最容易出现疲劳的部位。实验中发现,给突触前神经元施加高频连续刺激几毫秒或几秒钟后,突触后神经元的放电频率即很快减少,反射活动也明显减弱。突触传递发生疲劳的原因可能与神经递质的耗竭有关。

三、神经递质

从化学性突触的传递过程可知突触的传递是以化学物质为介质的。神经系统中,参与信息传递的化学物质称为神经递质。目前所知的神经递质已有 100 多种,根据它们存在的部位不同,分为中枢神经递质和外周神经递质。

(一)中枢神经递质

中枢神经系统内释放的递质,称为中枢神经递质。目前发现的中枢神经递质多而复杂。主要有乙酰胆碱、单胺类(如多巴胺、5-羟色胺)、氨基酸类(如 γ-氨基丁酸)和肽类(如阿片肽)等。

(二) 外周神经递质

由传出神经末梢释放的递质,称为外周神经递质。主要的外周神经递质有乙酰胆碱(ACh)和去甲肾上腺素(NA)。在神经生理学中,常以神经末梢释放的神经递质类型来命名和分类神经纤维。凡末梢以释放乙酰胆碱作为递质的神经纤维,称为胆碱能纤维;凡末梢以释放去甲肾上腺素为递质的神经纤维称为肾上腺素能纤维。胆碱能纤维和肾上腺素能纤维在周围神经系统中的分布情况见下表(表 10-1)。

表 10-1　胆碱能和肾上腺素能纤维在周围神经系统中的分布

纤维名称	递质分布
胆碱能纤维	交感和副交感神经节前纤维
	副交感神经节后纤维
	支配汗腺和骨骼肌舒血管的交感神经节后纤维
	躯体运动神经纤维
肾上腺素能纤维	大部分交感神经节后纤维

四、反射中枢的活动方式

反射中枢的活动方式包括兴奋和抑制两个对立统一的过程。在任何反射活动中,反射中枢总是既有兴奋又有抑制,正因为如此,反射活动才得以协调进行。兴奋和抑制都是主动过程。

(一) 中枢兴奋

中枢兴奋是通过兴奋性突触实现的。即前一个神经元释放兴奋性递质,引起突触后神经元产生兴奋性突触后电位,进而暴发动作电位,使突触后神经元产生兴奋效应。

(二) 中枢抑制

中枢抑制可分为突触后抑制和突触前抑制两种。

1. 突触后抑制　突触后抑制是由抑制性中间神经元释放抑制性递质,使突触后神经元产生 IPSP,从而使后神经元发生抑制。根据神经元间联系方式的不同,突触后抑制分为传入侧支性抑制和回返性抑制两种。

(1)传入侧支性抑制:传入侧支性抑制又称交互抑制。这种抑制发生在具有拮抗作用的中枢神经元活动之间。典型的例子是屈肌反射过程(图 10-4A)。这种交互抑制的意义是保证反射活动的协调。

(2)回返性抑制:回返性抑制是一种典型的负反馈抑制(图 10-4B)。当脊髓前角 α 运动神经元兴奋时,其传出冲动一方面沿轴突传到骨骼肌而发动肌肉运动;另一方面又经其轴突侧支兴奋脊髓内的一个抑制性中间神经元(闰绍细胞),转而抑制原先发动运动的 α 神经元和脊髓前角中其他运动神经元。其意义在于使神经元的活动及时终止,也促使同一中枢内许多神经元之间的活动协调一致。

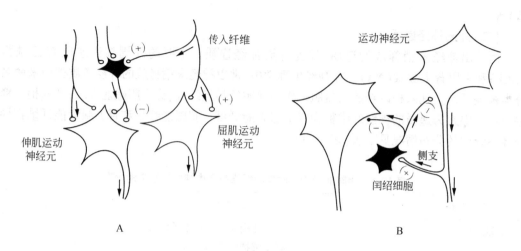

图 10-4 两类突触后抑制
A. 传入侧支性抑制；B. 回返性抑制黑色是型细胞为抑制性中间神经(+)兴奋(−)抑制

重点提示

破伤风产生机制

闰绍细胞末梢释放的抑制性递质是甘氨酸，其作用能被士的宁阻断，破伤风毒素也可抑制甘氨酸的释放，因此，两者均能阻断闰绍细胞对脊髓前角 α 神经元的负反馈性抑制作用，使骨骼肌发生强烈的收缩。

2. 突触前抑制　突触前抑制是指发生在突触前膜上的去极化抑制，其产生的结构基础是轴突-轴突型突触(图 10-5)。轴突 A 与运动神经元 C 构成轴突-胞体式突触，轴突 B 与轴突 A 构成轴突-轴突式突触。在没有轴突 B 的影响时，当轴突 A 兴奋时，本来能够在末梢释放足够量的兴奋性递质，使运动神经元 C 产生约 10mV 的兴奋性突触后电位。但是，在轴突 A 兴奋冲动到达末梢之前，若轴突 B 的兴奋冲动先行到达，并释放神经递质，使轴突 A 末梢膜处产生去极化，静息电位减小，导致轴突 A 本身到达末梢的动作电位幅度减小，释放的兴奋性递质减

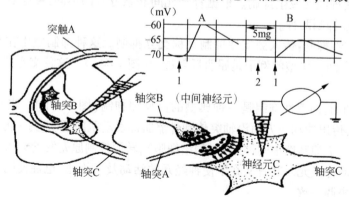

图 10-5 突触前抑制产生原理

少。故只能触发神经元 C 产生约 5mV 的兴奋性突触后电位,远离阈电位水平,不易使神经元 C 暴发动作电位而兴奋,最终产生抑制效应。突触前抑制在中枢神经系统内广泛存在,尤其多见于感觉传入途径中,对控制外周信息的传入有重要的作用。

第二节 神经系统的感觉功能

感觉是客观事物在人脑中的主观反应。感觉的产生,首先是来自体内外的各种刺激作用于感受器,经换能后沿感觉传入神经到达各级感觉中枢,经各级中枢尤其是大脑皮质的分析和综合,产生各种感觉。

一、感觉投射系统

(一)特异性投射系统及其作用

特异性投射系统是指感受器发出的冲动,沿特定的传入通路投射到大脑皮质的特定部位而产生特定感觉的传导系统。特异性投射系统从体表到大脑皮质的投射,每一种感觉的传导投射径路都是专一的,具有点对点的投射关系。其生理功能是引起特定的感觉,并激发大脑皮质发出神经冲动(图 10-6)。

(二)非特异性投射系统及其作用

非特异性投射系统是指感觉传入系统经过脑干时发出侧支,与脑干网状结构中的神经元发生联系,经多次换元后,抵达丘脑再发出纤维,弥散地投射到大脑皮质的广泛区域。非特异性投射系统在上行途中失去了感觉传导的专一性,成为了各种感觉的共同上传途径。其主要的功能是维持和改变大脑皮质的兴奋性,使机体处于觉醒状态。

在实验中还发现,脑干网状结构内存在一个具有上行唤醒作用的功能系统,称为脑干网状结构上

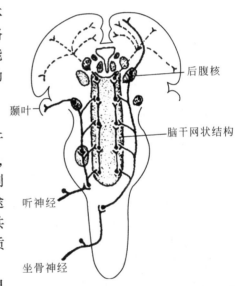

后腹核

颞叶

脑干网状结构

听神经

坐骨神经

图 10-6 感觉投射系统

行激动系统。用电刺激中脑网状结构,能唤醒动物;而在中脑头端切断网状结构时,动物则可出现类似睡眠的现象。如巴比妥类安眠药就是阻断了上行激动系统的传导作用;如乙醚等全身麻醉药就是抑制了上行激动系统的传导及大脑皮质的活动而发挥麻醉作用的。

二、感觉中枢

(一)脊髓的感觉功能

躯体感觉的传导通路分为浅感觉传导路和深感觉传导路两类。浅感觉是指皮肤与黏膜的痛、温、触、压觉,其感受器的位置较浅;深感觉是指肌肉、肌腱、关节等深部结构的本体感觉。躯体感觉一般经脊髓后根进入脊髓,经丘脑换元后上传到大脑皮质。

(二)丘脑的感觉功能

丘脑是由大量神经元组成的神经核团集群。丘脑是除嗅觉以外的各种感觉的总换元站,

并能对感觉传入信息进行初步的分析与综合,其换元后发出的感觉投射纤维再进一步向大脑皮质投射。

(三)大脑皮质的感觉功能

人类的大脑皮质是产生感觉的最高级中枢。各种感觉传入冲动最终都必须到达大脑皮质,经过皮质细胞对传入信息进行分析与整合,最后产生不同的感觉。

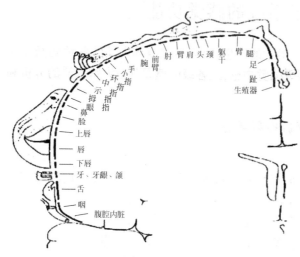

图10-7 大脑皮质的感觉区

1. 体表感觉代表区 全身体表感觉主要投射到中央后回,称为第一体表感觉区(图10-7)。其感觉投射有以下规律:①交叉投射,即躯体一侧感觉传入冲动向对侧皮质投射,但头面部的感觉投射是双侧性的;②空间倒置排列,即下肢代表区在顶部,上肢代表区在中间部,头面部代表区在底部,但头面部的内部安排仍是正立的;③投射区域的大小与感觉灵敏程度有关,感觉灵敏程度高的部位在中央后回的代表区大,反之代表区小。

2. 本体感觉代表区 中央前回既是运动区,也是肌肉、关节的本体感觉(运动觉)的代表区。刺激人脑中央前回,受试者可有欲发动肢体运动的主观感觉。

3. 内脏感觉代表区 内脏感觉代表区混杂于体表感觉代表区之中。人脑的第二感觉区、运动辅助区和大脑边缘系统等部位都与内脏感觉有关。且与体表感觉代表区有较大的重叠。由于内脏感觉代表区较小,且不集中,这可能是内脏感觉定位不准确的原因。

4. 视觉和听觉代表区 视觉代表区位于枕叶皮质距状沟的上下缘。听觉的皮质代表区位于颞叶皮质的颞横回和颞上回。

5. 嗅觉和味觉代表区 嗅觉的皮质代表区位于边缘叶的前底部区域。味觉代表区在中央后回头面部感觉投射区的下方。

三、痛 觉

痛觉感受器是游离的神经末梢,一般认为是一种化学感受器。任何形式的刺激只要达到一定的强度均可成为伤害性刺激。组织受到伤害性刺激后,释放某些化学物质,如H^+、K^+、组胺、缓激肽、5-羟色胺、前列腺素等,这些物质作用于游离神经末梢,传入中枢神经系统,产生痛觉。痛觉是人体受到伤害性刺激时产生的一种不愉快的感觉,是一种复杂的生理心理现象,常伴有情绪变化和防卫反应。同时,痛觉也是人体受到伤害性刺激时的一种报警信号,对机体有保护性的作用。在临床上,疼痛又是许多疾病常见的症状之一。因此,认识痛觉具有重要意义。

(一)皮肤痛觉

当皮肤受到伤害性刺激时,可先后产生快痛和慢痛两种性质不同的痛觉。快痛在刺激时很快发生,是一种感觉清楚、定位明确、尖锐的"刺痛",当撤除刺激后疼痛便很快消失;慢痛是一种定位不明确,较持续的"烧灼"痛,一般在刺激过后0.5~1.0s才能被感觉到,痛感常常难以忍受,撤除刺激后疼痛仍持续几秒钟,并常常会诱发交感神经兴奋,出现心率加快、外周血管收缩、血压升高、瞳孔扩大,汗腺分泌增加等表现,行为上常表现痛苦、害怕、焦虑不安等情绪反应。

(二) 内脏痛和牵涉痛

1. 内脏痛 内脏痛是指内脏组织器官受到伤害性刺激时产生的疼痛感觉。与皮肤痛相比,内脏痛具有一些显著的特征:①疼痛缓慢,持续时间较长;②定位不准确,对刺激的分辨力差;③对于机械性牵拉、痉挛、缺血、炎症等刺激敏感,而对切割、烧灼等刺激不敏感;④有明显的情绪反应,并往往伴有牵涉痛。

2. 牵涉痛 牵涉痛是指某些内脏疾病往往引起体表一定部位产生疼痛或痛觉过敏的现象。不同内脏疾病,牵涉痛发生的部位不同。例如心肌缺血或梗死时,在心前区、左肩和左上臂尺侧发生疼痛;胆囊病变时,可在右肩区出现疼痛;阑尾炎时,可有脐周或上腹部疼痛。由于出现牵涉痛的部位是相对固定的。因此,牵涉痛在临床上对某些疾病的诊断具有一定价值。

第三节　神经系统对躯体运动的调节

人和动物进行的各种躯体运动,都是在骨骼肌活动的基础上进行的,而骨骼肌的收缩与舒张又是在神经系统的控制下实现的。神经系统对各种姿势和随意运动的调节,都是复杂的反射活动。运动愈复杂,愈需要神经系统高级中枢的参与。

一、脊髓对躯体运动的调节

躯体运动最基本的反射中枢在脊髓,通过脊髓可完成一些比较简单的反射活动。

(一) 神经-肌肉接头处兴奋的传递

脊髓前角灰质中的运动神经元主要是 α 和 γ 运动神经元。它们发出运动神经纤维其末梢与骨骼肌细胞之间形成神经-肌肉接头。神经-肌肉接头的结构与突触很相似,由接头前膜、接头间隙和接头后膜(或称终板膜)组成(图 10-8)。运动神经纤维末梢在接近骨骼肌细胞时,失去髓鞘,末端膨大,形成接头小体。接头小体内有丰富的接头小泡,小泡内含乙酰胆碱。接头后膜有胆碱能受体及水解乙酰胆碱的胆碱酯酶。当兴奋由运动神经纤维传至接头前膜时,接头前膜去极化,引起钙通道开放。Ca^{2+} 进入接头前膜,使接头小泡释放乙酰胆碱。经接头间隙扩散到终板膜,与终板膜上的乙酰胆碱受体相结合,引起后膜对 Na^+ 通透性增高,使后膜去极化,形成终板电位,当达到阈电位时引起肌细胞膜产生动作电位,再经兴奋-收缩耦联,引起肌细胞收缩。

神经-肌肉接头处每次神经冲动所释放

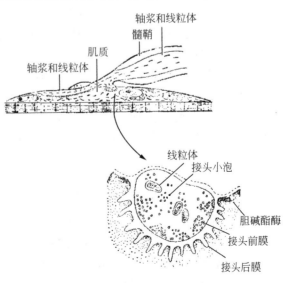

图 10-8　神经-骨骼肌接头结构

的递质都可引起肌细胞膜产生动作电位,使肌细胞出现兴奋与收缩。但因接头后膜上的胆碱酯酶能及时将乙酰胆碱水解失活,所以一次神经冲动只引起一次肌肉收缩。某些药物或化学物质,如有机磷、毒扁豆碱、新斯的明等可使胆碱酯酶失去活性,乙酰胆碱不能及时水解而导致肌肉持续性收缩。另一些药物,如筒箭毒能与乙酰胆碱受体结合,阻断乙酰胆碱的作用,导致肌肉松弛。

(二)牵张反射

骨骼肌受到外力牵拉而伸长时,能反射性地引起受牵拉的肌肉收缩,称为牵张反射。它是脊髓完成的一种比较简单的反射活动。牵张反射有肌紧张和腱反射两种类型。

1. **肌紧张**　肌紧张是指缓慢持续牵拉肌腱时引起的牵张反射,表现为受牵拉的肌肉发生微弱而持续性地收缩,肌肉张力增加而不出现明显地缩短。因此,也称为紧张性牵张反射。例如人体处于直立位时,抗重力肌(伸肌)为对抗重力的持续牵拉发生的牵张反射。肌紧张是维持躯体姿势最基本的反射活动,是姿势反射的基础。

2. **腱反射**　腱反射是指快速牵拉肌腱时发生的牵张反射。因为表现出迅速而明显的肌肉收缩,又称为位相性牵张反射。如膝反射,当叩击股四头肌肌腱时,可引起股四头肌发生一次快速收缩。正常情况下,腱反射要受到脊髓以上高位中枢的控制,临床上常用检查腱反射来了解神经系统的功能状态。腱反射减弱或消失,说明该反射的反射弧某部分受到损伤;腱反射亢进,则提示高位中枢可能有病变。

(三)脊休克

1. **脊休克的概念**　为了观察研究脊髓的功能,须将动物脊髓与高位中枢的联系切断,这种脊髓与高位中枢离断的动物称为脊动物。当动物的脊髓与高位中枢离断后,横断面以下的脊髓暂时丧失反射活动的能力而进入无反应状态,这种现象称为脊休克。

2. **脊休克的表现**　脊休克的表现主要有:①断面以下的脊髓所参与和支配的躯体反射和骨骼肌的肌紧张均减弱或消失;②外周血管扩张,血压下降,发汗停止,粪、尿潴留等。以后,一些以脊髓为中枢的反射活动可逐渐恢复。恢复所需的时间与动物的种属有关。一般低等动物如蛙在数分钟内即恢复;犬则需要数天;而人类脊髓反射的恢复就需要数周以至数月。反射恢复的过程中,首先是一些比较简单的反射,如屈肌反射、腱反射等先恢复,随后内脏反射也逐渐恢复,如血压逐渐升高等。

3. **脊休克产生的机制**　正常情况下,脊髓是在高位中枢的控制下进行活动的,其本身的反射不易表现出来。脊休克的发生是由于离断的脊髓突然失去了高位中枢的调节,特别是失去了大脑皮质、前庭核和脑干网状结构的下行纤维对脊髓的易化作用,使脊髓处于兴奋性极低的状态,以致一段时间内对任何刺激无反应。脊休克的恢复说明脊髓具有完成某些简单的躯体和内脏反射的能力。

二、脑干对躯体运动的调节

脑干对肌紧张的调节,主要是通过脑干网状结构易化区和抑制区的活动而实现的。

(一)脑干网状结构对躯体运动的调节

脑干网状结构易化区较大,包括延髓网状结构的背外侧部分、脑桥的被盖、中脑的中央灰质及被盖以及下丘脑和丘脑中线核群等部位(图10-9)。脑干网状结构易化区的主要作用是加强肌紧张和肌肉运动,用电刺激动物脑干网状结构的这些区域,可使动物的肌紧张和肌肉运动加强。此外,小脑前叶两侧部和前庭核可通过加强易化区的活动使脊髓的牵张反射活动加强。脑干网状结构抑制区较小,位于延髓网状结构的腹内侧部分。脑干网状结构抑制区主要是抑制 γ 运动神经元,从而降低肌紧张,用电刺激激动物脑干网状结构的该部位,可使动物的肌紧张和肌肉运动减弱。此外,大脑皮质运动区、纹状体、小脑前叶蚓部等脑干外区域可通过加强网状结构抑制区的活动来抑制肌紧张。

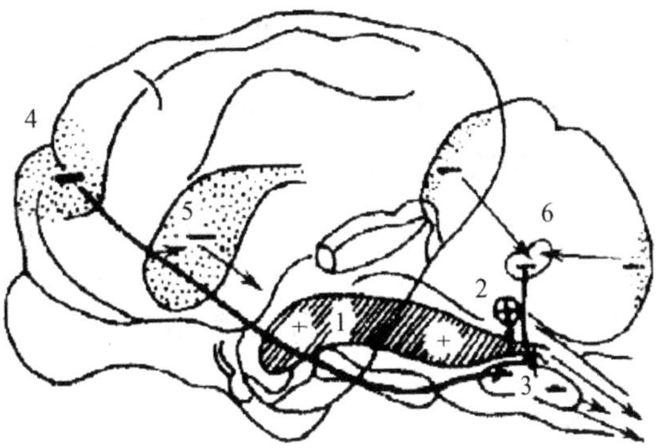

正常情况下,易化区的活动较强,抑制区的活动较弱,两者在一定水平上保持相对平衡,以维持正常的肌紧张。

图 10-9　脑干网状结构下行抑制和易化系统一:下行抑制作用+:下行易化作用
1. 网状易化区;2. 前庭核;3. 网状抑制区;4. 大脑皮质;5. 尾核;6. 小脑

(二)去大脑僵直

正常情况下,易化肌紧张和抑制肌紧张的活动保持着一种动态平衡。一旦这种平衡被打破,就会出现肌紧张亢进或减弱,这可用去大脑僵直实验来说明。在中脑的上、下丘之间切断麻醉动物的脑干,动物立即出现四肢伸直、脊柱后挺、头尾昂起,呈角弓反张状态,这种现象称为去大脑僵直。去大脑僵直产生的原因是脑干网状结构抑制区失去了与大脑皮质运动区和纹状体的联系,使网状结构抑制区的活动大大地减弱,而网状结构易化区的活动相对增强,造成牵张反射过度增强的结果。临床上也可见到人类患某些脑内疾病时出现类似的去大脑僵直现象。

三、小脑对躯体运动的调节

根据与小脑联系的纤维情况不同,可将小脑分为前庭小脑、脊髓小脑和皮质小脑 3 个主要的功能部分,它们对躯体运动的调节作用各有其特点。

(一)维持身体平衡

前庭小脑又称古小脑,主要指绒球小结叶,其主要功能是维持身体的平衡。如此区受损,患者会出现平衡失调、步态困难。表现为站立不稳,头和躯干摇晃不定,步态蹒跚,没有支撑不能行走等症状。

(二)调节肌紧张

脊髓小脑又称旧小脑,由小脑前叶和后叶的中间带构成,其主要功能是调节肌紧张。对肌紧张具有易化和抑制双重作用,但以易化作用占优势。因此,人类小脑损伤后,主要表现为肌紧张降低、肌无力等症状。

(三)协调随意运动

皮质小脑又称新小脑,主要是指小脑半球的外侧部,其主要功能是协调随意运动。这部分小脑与大脑皮质运动区、联络区、基底神经节之间存在着联合活动,并共同参与运动计划的形成和运动程序的编制过程。通过皮质小脑的作用,使大脑皮质发动的随意运动快速、协调、精巧。小脑半球损伤的患者不能完成弹钢琴、打字等相关的精巧活动并出现随意运动的不协调现象。

四、基底神经核对躯体运动的调节

基底神经核是皮质下一些神经核团的总称，包括尾状核、壳核、苍白球、丘脑底核、黑质和红核。尾状核、壳核和苍白球合称为纹状体，其中苍白球是最古老的部分，称为旧纹状体，而尾状核和壳核则进化较新，称为新纹状体。基底神经节有重要的运动调节功能，它与随意运动的稳定、肌紧张的调节、本体感觉传入冲动信息的处理等都有密切的关系。另外，基底神经核可能还参与运动的设计和程序的编制。

重点提示

基底神经核损伤

临床上基底神经核的损伤主要表现为两大类：一类是运动过少而肌紧张过强综合征，如帕金森病，又称震颤麻痹。其主要症状是全身肌紧张增高，肌肉强直，随意运动减少，动作缓慢，面部表情呆板，常出现静止性震颤（多见于手部）等。另一类是运动过多而肌紧张降低综合征，如舞蹈病和手足徐动症。主要表现为头部和上肢出现不自主的舞蹈样动作，肌张力也降低，其主要病变在新纹状体。

五、大脑皮质对躯体运动的调节

大脑皮质是调节控制躯体运动的最高级中枢。大脑皮质运动区的损伤将导致随意运动的障碍。

（一）大脑皮质运动区

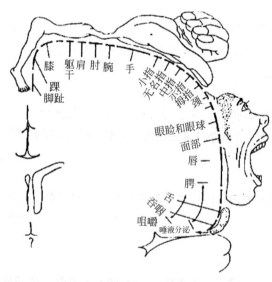

图 10-10　大脑皮质的运动

大脑皮质的主要运动区位于中央前回，该区控制随意运动有以下特征：①交叉支配，头面部多数为双侧性支配；②功能定位精细，呈倒置安排但头面部内部是正立的；③皮质代表区的大小与运动的精细、复杂程度呈正相关（图 10-10）。

大脑皮质运动区通过锥体系和锥体外系实现对躯体运动的调节。

（二）锥体系

锥体系一般指由大脑皮质神经元及其发出的皮质脊髓束和皮质脑干束所组成（图 10-11），其传出冲动是在上运动神经元（皮质运动神经元）和下运动神经元（脊髓前角运动神经元和脑神经核运动神经元）两级之间传导。锥体系的主要生理功能是发动随意运动。当去除哺乳类动物的大脑皮质或损伤锥体束，可使动物随意运动丧失，出现肌肉运动瘫痪（硬瘫）。

（三）锥体外系

锥体外系是指锥体系以外的控制躯体运动的下传系统，包括皮质起源的锥体外系和旁锥

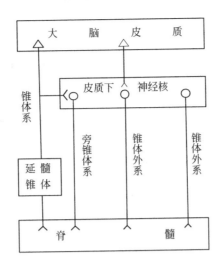

图 10-11　锥体系和锥体外系

体系。皮质起源的锥体外系是指由大脑皮质下行,通过皮质下核团(基底神经节、红核等)接替,最后经网状脊髓束、顶盖脊髓束、红核脊髓束及前庭脊髓束下达脊髓,控制脊髓运动神经元活动的锥体外系统。

锥体外系的主要生理功能是调节肌紧张、调整身体姿势和协调肌群的运动。

重点提示

瘫痪

当人的运动传导通路损伤后,在临床上常出现柔软性麻痹(软瘫)和痉挛性麻痹(硬瘫)。前者主要表现肌张力减弱、腱反射减弱或消失、随意运动丧失等。后者主要表现肌张力亢进、腱反射增强和随意运动丧失,并出现病理反射,如巴宾斯基征。

第四节　神经系统对内脏活动的调节

调节内脏活动的神经系统称为自主神经系统。自主神经系统分为交感神经系统和副交感神经系统,而且有传入纤维和传出纤维之分,习惯上自主神经系统仅指支配内脏活动的传出神经(图 10-12)。

一、自主神经的主要功能及其生理意义

(一) 交感神经和副交感神经的功能

自主神经所支配的内脏器官非常广泛,包括循环、呼吸、消化、泌尿、内分泌等器官。体内大多数内脏器官同时受交感神经和副交感神经的双重支配,但两者作用相反。在正常情况下,交感神经和副交感神经都具有一定的紧张性,使内脏器官的活动维持在一定的动态平衡范围。如果某些原因使其两者的紧张性改变,动态平衡遭到破坏,就会发生自主神经功能紊乱。自主

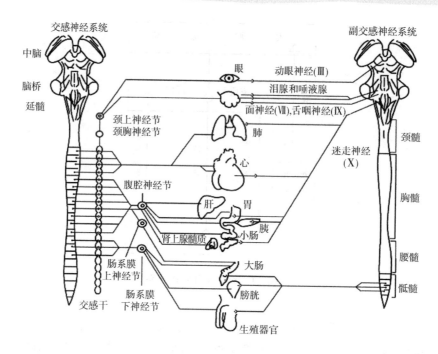

图 10-12 自主神经分布

神经系统的主要功能见表 10-2。

表 10-2 自主神经系统的主要功能

器官	交感神经	副交感神经
循环器官	心跳加快加强,皮肤、腹腔内脏血管收缩,肌肉血管可收缩(肾上腺素能)或舒张(胆碱能)	心跳减慢,心房肌收缩力减弱,部分血管(如软脑膜动脉和外生殖器的血管等)舒张
呼吸器官	支气管平滑肌舒张	支气管平滑肌收缩
消化器官	分泌黏稠唾液,抑制胃肠和胆囊的运动,促进括约肌收缩	分泌稀薄唾液,促进胃液、胰液分泌,促进胃肠运动和胆囊收缩,使括约肌舒张
泌尿	使逼尿肌舒张,括约肌收缩	使逼尿肌收缩,括约肌舒张
生殖	有孕子宫收缩,无孕子宫舒张	
眼	瞳孔扩大,睫状肌松弛	瞳孔缩小,睫状肌收缩
皮肤	促进汗腺分泌,使竖毛肌收缩	
代谢	促进肾上腺髓质分泌和糖原分解	促进胰岛素分泌

（二）交感神经和副交感神经系统的生理意义

交感神经系统活动常伴有肾上腺髓质激素的分泌,常将两者合称为交感-肾上腺髓质系统,其主要作用在于动员机体储备的能量,使机体适应环境的急骤变化。在紧张、剧烈运动、窒息、寒冷、失血等情况下,表现为心跳加快、心排血量增加、糖原分解、支气管扩张、皮肤与腹腔内脏血管收缩等生理过程。

副交感神经系统活动常伴有胰岛素的分泌,常将二者合称为迷走-胰岛素系统。此系统活动一般比较局限,其主要作用是保护机体、促进消化吸收、储蓄能量、加强排泄和生殖系统活动等。在安静情况下,表现为心脏活动减弱、消化活动加强、瞳孔缩小等。

二、自主神经的递质和受体

(一)自主神经的外周递质

自主神经对内脏器官的作用是通过神经末梢释放递质而实现的,其释放的递质属于外周神经递质,主要为乙酰胆碱和去甲肾上腺素。

(二)自主神经的受体

1. 胆碱能受体　能与乙酰胆碱结合的受体称为胆碱能受体。胆碱能受体分为毒蕈碱受体和烟碱受体两类。

(1)毒蕈碱受体:毒蕈碱受体(M 受体)是指能与毒蕈碱结合产生生理效应的胆碱能受体,主要分布于副交感神经节后纤维及小部分交感神经节后纤维所支配的效应器细胞膜上。乙酰胆碱与 M 受体结合后,可产生一系列自主神经效应,包括心脏活动抑制,支气管平滑肌、胃肠平滑肌、膀胱逼尿肌收缩,消化腺、汗腺分泌增加,瞳孔缩小,骨骼肌血管舒张等。这些作用称为毒蕈碱样作用,简称 M 样作用。毒蕈碱样作用可被 M 受体阻断药阿托品阻断。因此,在临床上阿托品可用于有机磷农药中毒的解救和解除胃肠平滑肌痉挛。但阿托品也可引起心率加快、瞳孔扩大、唾液和汗液分泌减少等反应。

(2)烟碱受体:烟碱受体(N 受体)是指能与烟碱结合产生生理效应的胆碱能受体。又分为两个亚型,N_1 受体和 N_2 受体。N_1 受体分布于自主神经节的突触后膜上;N_2 受体位于神经肌肉接头的终板模上。乙酰胆碱与 N_1 受体结合后,可引起自主神经节的节后神经元兴奋;如与 N_2 受体结合,可引起骨骼肌兴奋。六烃季铵有阻断 N_1 受体的功能,十烃季铵有阻断 N_2 受体的功能。筒箭毒可阻断 N_1 和 N_2 受体,能使肌肉松弛。因此,在临床手术中可作为肌肉松弛药使用。

2. 肾上腺素能受体　能与去甲肾上腺素结合的受体称为肾上腺素能受体,分为 α 型肾上腺素能受体和 β 型肾上腺素能受体两种类型。

(1)α 型肾上腺素能受体(简称 α 受体):α 受体主要分布在内脏血管、子宫平滑肌、胃肠道括约肌和扩瞳肌上,主要产生兴奋效应,使内脏血管和子宫收缩,瞳孔散大等。α 受体还分布在小肠平滑肌上,但产生抑制效应,使小肠平滑肌舒张。酚妥拉明为 α 受体阻断药。

(2)β 型肾上腺素能受体(简称 β 受体):β 受体又可分为 $β_1$ 和 $β_2$ 受体两种亚型。$β_1$ 受体主要分布于心脏组织中,其作用也是兴奋效应,使心率加快、心肌收缩力增强。$β_2$ 受体分布于支气管、胃、肠、子宫等血管平滑肌上,其作用是抑制性的,使这些平滑肌舒张。普萘洛尔(心得安)是重要的 β 受体阻断药,它对 $β_1$ 和 $β_2$ 受体都有阻断作用。安他唑啉(心得宁)主要阻断 $β_1$ 受体,而纳多洛尔(心得乐)则主要阻断 $β_2$ 受体。

三、内脏活动的中枢调节

(一)脊髓对内脏活动的调节

交感神经和部分副交感神经起源于脊髓。因此,脊髓是内脏活动的初级中枢。如脊休克恢复后,脊髓本身可以完成血管张力反射、发汗反射、排尿反射、排便反射及勃起反射等,说明脊髓对内脏活动有一定的调节能力。

（二）脑干对内脏活动的调节

延髓是部分副交感神经的发源地,存在有心血管活动中枢、呼吸中枢以及与消化有关的中枢。如损伤延髓的动物可立即死亡,故延髓有"生命中枢"之称。同时,延髓也是吞咽、咳嗽、喷嚏等反射活动的整合部位。此外,脑桥有呼吸调整中枢,中脑有瞳孔对光反射中枢。

（三）下丘脑对内脏活动的调节

下丘脑不仅是调节内脏活动的较高级中枢,也是调节内分泌活动的高级中枢。同时,下丘脑还能把内脏活动、内分泌活动和躯体活动三者联系起来,以实现对机体的摄食、水平衡、体温、内分泌和情绪反应等许多重要生理功能的"全方位"调节。

（四）大脑皮质对内脏活动的调节

大脑皮质对内脏活动的调节是通过边缘系统和新皮质来实现的。边缘系统是调节内脏活动的重要中枢,参与对血压、心率、呼吸、胃肠、瞳孔、竖毛、体温、汗腺、排尿、排便等活动的调节,故有人称其为内脏脑。此外,边缘系统还与情绪、食欲、生殖、防御、学习和记忆等活动有密切关系。

第五节　脑的高级功能

人类的大脑皮质高度发达,除了能产生感觉和对躯体运动、内脏活动进行精细、完善的调节外,还有更为复杂的高级功能,如完成复杂的条件反射、觉醒与睡眠、学习与记忆过程以及实现意识、思维、语言等功能活动。

一、条件反射

神经系统活动的基本方式是反射,反射可分为非条件反射和条件反射两种,条件反射是脑的高级神经活动。

（一）条件反射的形成

条件反射是在非条件反射的基础上建立起来的,是个体在生活过程中自然获得,也可以人为地加以训练形成,它的建立需要有一个过程。研究条件反射的经典方法是观察狗的唾液分泌实验。

在动物实验中,给狗喂食引起狗唾液分泌,这是非条件反射,食物的刺激称为非条件刺激。给狗施以铃声刺激不会引起狗唾液分泌,"铃声"与唾液分泌无关,称无关刺激。但在每次给狗喂食前,先施以铃声刺激,然后再给进食,这样经多次重复后,每当铃声出现,即使不给狗进食,也可引起狗唾液分泌,于是铃声刺激引起狗的唾液分泌的条件反射就建立起来了。这时,"铃声"不再是唾液分泌的无关刺激,而是变成了进食的信号。故把这时的铃声刺激叫做"信号刺激"或称为"条件刺激"。

实验表明,在非条件反射的基础上,任何无关刺激只要与非条件刺激在时间上多次结合以强化,都可能转变成条件刺激而引起条件反射。条件反射建立后,如果只反复给予条件刺激,不再用非条件刺激强化,条件反射将会逐渐减弱甚至消退。

（二）条件反射的意义

条件反射具有重要的生物学意义,因为条件反射的建立大大提高了机体对外界环境的适应能力。条件反射的数量是无限的,这就扩大了感受刺激的范围,增加了机体活动的预见性、灵活性和精确性,使机体对环境具有更加广阔和完善的适应能力。

二、人类大脑皮质活动的特征

人与动物一样,也可对环境中的各种刺激建立条件反射。但是人类的条件反射具有动物所不具备的特点。巴甫洛夫提出人脑功能有两个信号系统,他把现实具体的信号(如光、声、嗅、味、触等)称为第一信号;而把抽象的信号,即语言、文字称为第二信号。大脑皮质对第一信号发生反应的功能系统称为第一信号系统,它是人和动物所共有的;大脑皮质对第二信号发生反应的功能系统则称为第二信号系统,它建立在第一信号系统之上,是人类所特有的,是人和动物相区别的主要特征。因此,人类的条件反射更加高级,不仅对环境表现有很强的适应能力,而且能进一步改造环境,大大提高了与恶劣环境斗争的能力。

三、觉醒与睡眠

觉醒与睡眠是人和其他动物的正常生理活动。人只有在觉醒状态下,才能从事各种活动,如工作、学习和生活等;而只有通过良好的睡眠才可使机体的体力和精力得到恢复。

(一)觉醒状态的维持

觉醒状态的维持与脑干网状结构上行激动系统的"唤醒"作用有关。破坏脑干网状结构上行激动系统,可使人或动物长期处于睡眠状态。经进一步的研究发现,觉醒状态可分为脑电觉醒和行为觉醒两种。脑电觉醒是指大脑皮质出现觉醒状的电活动改变,而行为上不一定处于觉醒状态。行为觉醒是指机体出现了觉醒时的各种行为表现。

(二)睡眠的生理变化

睡眠时,中枢神经系统处于抑制状态,机体各种生理活动减退。表现为:①嗅、视、听、触觉等功能暂时减退;②骨骼肌肌紧张和腱反射减弱;③自主神经的功能发生一系列变化,如血压下降、心率减慢、体温下降、呼吸减慢、胃液分泌增多、代谢率降低等。

睡眠状态的维持,使机体能量消耗明显减少,垂体分泌的促激素增多,尤其是生长激素释放明显增多,对消除疲劳、恢复体力和促进儿童生长发育都有重要意义,同时还能促进脑内蛋白质的合成,有利于增强记忆,促进精力恢复。睡眠对于机体具有重要的保护意义,睡眠功能障碍将导致中枢神经系统活动的失常。

健康人需要的睡眠时间因年龄、职业及个体情况而不同。新生儿需要 18~20h,儿童需要 12~14h,成年人一般需要 7~9h,老年人可减少到 5~7h。

(柳海滨)

讨论与思考

1. 简述兴奋是如何通过突触传递的。
2. 比较特异性投射系统与非特异性投射系统的不同。
3. 试述交感神经和副交感神经的主要功能。

第 *11* 章

内 分 泌

学习要点
1. 垂体释放的激素
2. 生长激素、胰岛素的生理作用
3. 甲状腺激素、糖皮质激素的生理作用及分泌调节

内分泌系统与神经系统一样是人体内重要的功能调节系统,是由内分泌腺和散在分布于机体的内分泌细胞所组成的体内信息传递系统。人体主要的内分泌腺有垂体、甲状腺、甲状旁腺、胰岛、肾上腺、性腺、松果体和胸腺等。内分泌细胞广泛分布于机体的组织器官,如心、肾、肺以及消化道黏膜、皮肤和胎盘等部位;此外,下丘脑有许多具有内分泌功能的神经细胞,这类细胞被称为神经内分泌细胞。

第一节 概 述

内分泌系统对机体功能的调节主要是通过激素对其产生作用的靶组织(或者靶器官、靶细胞)的调节作用实现的。"靶"是指激素在体内选择性作用的目的组织。由内分泌腺或内分泌细胞所分泌的高效生物活性物质,称为激素。大多数激素被分泌释放到血液中,经血液循环运送到远距离的靶组织而发挥作用;有些激素不经血液循环,由组织液直接扩散至邻近细胞发挥作用;而由神经内分泌细胞合成和分泌的激素称为神经激素。

一、激素的分类

激素的分子形式多样,来源复杂,按其化学性质大致可分为两大类。

(一)含氮激素

1. 肽类和蛋白质激素是体内较多的一大类激素,主要有下丘脑调节肽、垂体激素、甲状旁腺激素、降钙素、胰岛素和胃肠激素等。

2. 胺类激素多为氨基酸的衍生物,包括甲状腺激素、肾上腺素和去甲肾上腺素等。

(二)类固醇激素

类固醇激素主要是由肾上腺皮质和性腺分泌的激素,如皮质醇、醛固酮、雌激素、孕激素和

雄激素等。另外,胆固醇的衍生物 $1,25$-二羟维生素 D_3(钙三醇)也可归属于类固醇激素。

重点提示

激素的用法

含氮激素(甲状腺激素除外)易被消化酶破坏,类固醇激素不易被消化酶破坏。因此,临床上使用肾上腺素、胰岛素等含氮激素类药物时不宜口服,应注射用药;使用皮质醇等类固醇激素类药物时可口服用药。

二、激素作用的一般特性

虽然激素的种类繁多,作用复杂,但它们在发挥调节作用的机制方面,具有以下共同的特性。

(一)特异性

激素进入血液后被血液循环运送到全身各个部位,尽管它们与各处的组织、细胞有广泛接触,却只选择性地作用于某些特定的靶器官、靶组织和(或)靶细胞,这称为激素作用的特异性。有些激素作用的特异性很强,只作用于特定的靶腺,如腺垂体分泌的促甲状腺激素只作用于甲状腺;有些激素的作用的特异性较弱,作用范围比较广泛,没有特定的靶腺,如生长激素、甲状腺激素、性激素等,它们几乎对全身组织细胞的代谢过程都有调节作用。各种激素的作用范围不同,这主要是由各种激素的受体在体内的分布不同所致,因此,激素作用的特异性是相对而言的,与其靶细胞上存在相应的受体有关。

(二)信息传递作用

内分泌系统在对机体功能调节的过程中,调节信息是以激素这种化学方式传递给靶细胞的。不论何种激素,它所携带的信息只是对靶细胞原有的生理、生化过程起加强或减弱的作用,调节其功能活动,如生长激素促进生长发育,胰岛素降低血糖等。在这些作用中,激素既不添加新的功能,也不提供额外能量,仅仅起着"信使"的作用。

(三)高效能生物放大作用

激素是体内高效能的生物活性物质。生理状态下,激素在血液中的含量很低,一般在每升纳摩尔($nmol/L$),甚至在皮摩尔($pmol/L$)数量级,但其作用显著,如$1mg$甲状腺激素可使机体增加产热量约$4200kJ$。激素与受体结合后,在细胞内发生一系列的酶促作用,并逐级放大效果,形成一个高效能的生物放大系统。一旦体内激素不在正常范围内,过多或过少,都会影响机体功能活动的正常进行,因此,维持体液中激素浓度的相对稳定,对发挥激素的正常调节作用极为重要。

(四)激素间相互作用

激素产生的效应并不是孤立的,它们在发挥作用时是彼此联系,相互影响的。当多种激素共同参与某一生理活动的调节时,激素之间往往存在 3 种作用:①协同作用。如生长激素、糖皮质激素、肾上腺素和胰高血糖素等,虽然作用于代谢的不同环节,但都可使血糖升高;②拮抗作用。如胰岛素能降低血糖,与上述各种激素的升高血糖效应相互拮抗;③允许作用。是指某种激素本身并不能直接对某些器官、组织或细胞产生生理效应,然而它的存在,可使另一种激素的作用明显增强,这种现象称为允许作用。如糖皮质激素对心肌和血管平滑肌并无直接地收缩作用,但只有当它存在时,儿茶酚胺类激素才能更好地发挥收缩血管的作用,这说明糖皮质激素对儿茶酚胺类激素具有允许作用。

三、激素的作用机制

激素的化学性质不同,作用机制也不同。目前,通常认为其作用机制主要有第二信使学说和基因表达学说。

(一)含氮激素作用机制——第二信使学说

第二信使学说认为激素(携带调节信息的激素作为第一信使)可与靶细胞膜上具有立体构型的特异性受体结合,继而激活膜上的腺苷酸环化酶系统,后者在 Mg^{2+} 存在下,促使 ATP 转变为 cAMP,cAMP 作为第二信使进一步激活无活性的蛋白激酶。活化的蛋白激酶又激活磷酸化酶,通过催化细胞内多种蛋白质发生磷酸化反应,从而使靶细胞产生各种生理效应(图 11-1)。第二信使,除了 cAMP 之外,还可以是 cGMP、三磷酸肌醇及 Ca^{2+} 等。

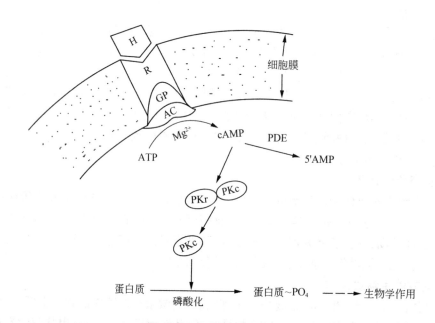

图 11-1 含氮激素作用机制

H. 激素;R. 受体;GP. G 蛋白;AC. 腺苷酸环化酶;PDE. 磷酸二酯酶;
PKr. 蛋白激酶调节亚单位;PKc. 蛋白激酶催化亚单位

(二)类固醇激素作用机制——基因表达学说

类固醇激素的分子小,呈脂溶性,可以透过细胞膜进入细胞内。其先与胞质内受体结合,形成激素-胞质受体复合物,受体蛋白发生构型变化,从而使激素-胞质受体复合物获得进入核内的能力,由胞质转移至细胞核内,再与核内相应受体结合,形成激素-核受体复合物,进而激发 DNA 的转录过程,生成新 mRNA,诱导蛋白质的合成,产生相应的生理效应(图 11-2)。

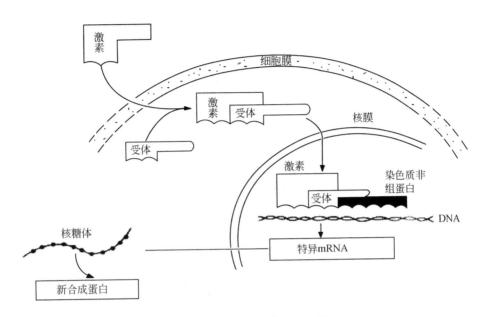

图 11-2 类固醇激素作用机制

第二节 下丘脑与垂体

下丘脑位于丘脑下方第三脑室周围,不仅是重要的神经中枢,也是重要的内分泌调节中枢。下丘脑向下延伸的部分称为垂体。两者的联系密切,可将它们看作是一个下丘脑-垂体功能单位。垂体按其结构和功能可分为腺垂体和神经垂体两部分,因此下丘脑-垂体功能单位包括下丘脑-腺垂体系统和下丘脑-神经垂体系统两部分。

一、下丘脑与垂体的功能联系

(一)下丘脑-腺垂体系统

下丘脑与腺垂体之间没有直接的神经联系,二者主要通过特殊的血管系统——垂体门脉系统发生功能联系,构成了下丘脑-腺垂体系统(图 11-3)。位于下丘脑基底部的一些小细胞神经元可分泌多种具有活性的多肽,通过垂体门脉系统到达腺垂体,调节腺垂体的分泌活动,因此这些多肽被称为下丘脑调节肽(表 11-1)。

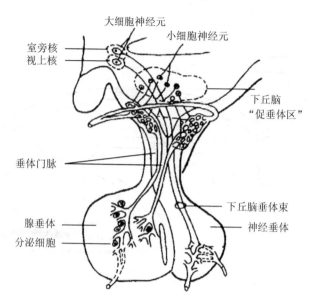

图 11-3　下丘脑与垂体功能联系

表 11-1　下丘脑调节肽的化学性质与主要作用

种类	英文缩写	化学性质	主要作用
促甲状腺激素释放激素	TRH	3 肽	促进促甲状腺激素的分泌
促性腺激素释放激素	GnRH	10 肽	促进黄体生成素、卵泡刺激素的分泌
生长激素释放激素	GHRH	44 肽	促进生长激素的分泌
生长激素释放抑制激素	GHRIH	14 肽	抑制生长激素的分泌
促肾上腺皮质激素释放激素	CRH	41 肽	促进促肾上腺皮质激素的分泌
催乳素释放因子	PRF	肽	促进催乳素的分泌
催乳素释放抑制因子	PIF	多巴胺	抑制催乳素的分泌
促黑激素释放因子	MRF	肽	促进促黑激素的分泌
促黑激素释放抑制因子	MIF	肽	抑制促黑激素的分泌

（二）下丘脑-神经垂体系统

下丘脑与神经垂体有着直接的神经联系。下丘脑视上核、室旁核的大细胞神经元轴突,经垂体柄延伸至神经垂体(即下丘脑-垂体束),形成了下丘脑-神经垂体系统(图 11-3)。神经垂体自身并不合成激素,神经垂体激素是由视上核和室旁核的大细胞神经元合成并经轴突运送到神经垂体部位贮存,并在适宜的刺激下释放入血。

二、腺 垂 体

腺垂体是体内最重要的内分泌腺,可由不同的腺细胞分泌多种激素:生长激素(GH)、促甲状腺激素(TSH)、促肾上腺皮质激素(ACTH)、黄体生成素(LH)、卵泡刺激素(FSH)催乳素(PRL)。在腺垂体分泌的激素中,TSH、ACTH、FSH 与 LH 均有各自的靶腺,这些激素可以调节靶腺的活动而发挥作用,统称为"促激素"。

(一) 生长激素

生长激素是一种蛋白质激素,由191个氨基酸残基组成。其具有种属特异性,除猴的生长激素外,从其他动物垂体提取出的生长激素对人类无效。

1. 生长激素的生理作用

(1) 促进生长:机体的生长受多种激素的调节,而生长激素是关键的激素。生长激素可促进机体的生长发育,尤其是促进骨骼、肌肉和内脏器官等细胞的分裂增殖和蛋白质合成,从而加速骨骼、肌肉和内脏的生长发育。若幼年时期生长激素分泌不足,将出现生长停滞,身材矮小,导致侏儒症;若幼年时期生长激素分泌过多,可导致巨人症;若成年后生长激素分泌过多,由于长骨骨骺已经钙化,长骨不再生长,则促使软骨成分较多的手足肢端短骨、面骨及其软组织异常地生长发育,导致手足肢端粗大、鼻大唇厚、下颌突出等症状,称为肢端肥大症。

(2) 促进代谢:①蛋白质代谢:生长激素可促进蛋白质的合成,并减少蛋白质分解;②脂肪代谢:生长激素能加速脂肪分解,增强脂肪酸氧化,使肢体等组织中的脂肪含量减少,为机体提供能量;③糖代谢:生理水平的生长激素可刺激胰岛素分泌,加强糖的利用;但过量的生长激素则抑制外周组织对葡萄糖的摄取和利用,葡萄糖的消耗减少,血糖浓度升高。因此,生长激素分泌过多的患者常有高血糖和糖尿,也被称为垂体性糖尿病。

2. 生长激素分泌的调节　生长激素的分泌主要受下丘脑释放的生长激素释放激素与生长激素释放抑制激素的双重调节,前者促进生长激素分泌,后者则抑制其分泌。此外,生长激素的分泌可受睡眠、激素和代谢因素的影响。生长激素的分泌量睡眠状态明显多于觉醒状态;甲状腺激素、胰高血糖素、雄激素和雌激素等可促进生长激素的分泌;低血糖时下丘脑生长激素释放激素分泌量增加,继而使生长激素分泌量增加。

(二) 催乳素

催乳素的生理作用广泛,主要对乳腺和性腺的发育及分泌有重要作用。因其促进乳腺发育,引起并维持乳腺泌乳的作用故名催乳素。催乳素的分泌受下丘脑催乳素释放因子与催乳素释放抑制因子的双重调节,前者促进催乳素分泌,而后者则抑制其分泌。哺乳期,婴儿吸吮母亲乳头的刺激可通过脊髓上传至下丘脑,反射性引起催乳素大量分泌。

(三) 促激素

腺垂体分泌的促甲状腺激素、促肾上腺皮质激素、黄体生成素和卵泡刺激素均有各自相应的外周靶腺,通过调节靶腺的活动而发挥作用,统称为"促激素"。这些促激素分别与下丘脑和外周靶腺之间形成3个联系密切的功能调控轴系统,如下丘脑-腺垂体-甲状腺轴、下丘脑-腺主体-肾上腺皮质轴、下丘脑-腺垂体-性腺轴,分别促进其靶腺组织的增生和分泌相应激素,最终由靶腺激素调节全身组织细胞的活动。促激素的具体作用详见本章后文和第12章相关内容。

三、神 经 垂 体

神经垂体也称垂体后叶,本身并不合成激素,只有贮存和释放激素的功能。神经垂体释放的激素有血管升压素和缩宫素。前者主要由下丘脑视上核、后者主要由室旁核的神经元产生,经下丘脑-垂体束运输至神经垂体贮存,在适宜的刺激下,再由神经垂体释放入血液循环。

(一) 抗利尿激素

抗利尿激素生理条件下主要促进肾对水的重吸收,减少尿量,产生抗利尿作用,这对维持机体的水平衡和血容量具有重要意义。但在失血、脱水等情况下,抗利尿激素的释放明显增多,还可导致皮肤、肌肉、尤其是内脏的血管收缩,则对维持血压有重要的作用,因此,抗利尿激素也被称为血管升压素(VP)。

(二)缩宫素

缩宫素(也称催产素)的靶器官主要是乳腺和子宫,能促进乳汁排出和刺激子宫收缩。

1. **对乳腺的作用**　缩宫素是分娩后乳腺排乳的关键激素。哺乳期乳腺不断分泌乳汁,贮存于腺泡中,当腺泡周围的肌上皮细胞收缩时,乳汁就由腺泡通过输乳管经乳头射出,被称为射乳反射。射乳反射是一典型的神经内分泌反射,吸吮乳头的感觉信息经传入神经上传至下丘脑,使分泌缩宫素的神经元发生兴奋,神经冲动经下丘脑-垂体束传导到神经垂体,使贮存于其内的缩宫素释放入血,继而引起乳腺肌上皮细胞收缩,促使乳汁排出。情绪反应,如害怕、焦虑、疼痛可抑制缩宫素的释放,引起乳汁排出受阻。

2. **对子宫的作用**　缩宫素能促进子宫肌收缩,但与子宫的功能状态有关。缩宫素对非孕子宫的作用较弱,而对妊娠子宫的作用较强。在分娩过程中,胎儿刺激子宫颈可反射性地引起缩宫素释放,使子宫平滑肌收缩进一步增强,起"催产"作用。

第三节　甲状腺

甲状腺是人体内最大的内分泌腺,由许多甲状腺腺泡(也称滤泡)所组成,平均重约25g。甲状腺腺泡上皮细胞能合成和分泌甲状腺激素。在甲状腺腺泡和腺泡上皮细胞之间有腺泡旁细胞,又称 C 细胞,能合成和分泌降钙素。

一、甲状腺激素的合成与运输

甲状腺激素主要有四碘甲腺原氨酸(T_4,又称甲状腺素)和三碘甲腺原氨酸(T_3)两种,它们都是酪氨酸碘化物。因此,甲状腺与碘代谢的关系极为密切。

甲状腺激素合成原料为碘和酪氨酸。机体所需要的碘80%~90%来源于食物,其余则来源于饮水和空气,海产品中含碘量较高。要维持甲状腺激素正常的合成与分泌,每天至少需要从外界摄入碘50μg。碘对于甲状腺的功能至关重要,过多或过少都会影响甲状腺的正常功能。

甲状腺腺泡上皮细胞先主动摄取和聚集碘,然后将碘转运至腺泡腔中;在甲状腺过氧化酶催化下,甲状腺球蛋白酪氨酸残基上的氢原子可被碘原子取代或碘化,生成一碘酪氨酸残基(MIT)和二碘酪氨酸残基(DIT),然后2个DIT耦联生成T_4;1个MIT与1个DIT耦联生成T_3。T_4和T_3都是甲状腺激素的活性形式,前者的含量较高(约占总量的90%),但后者的生物活性较强(约是前者的5倍)。

甲状腺激素合成后以胶质形式在腺泡腔内贮存。在 TSH 作用下,T_4和T_3被腺泡上皮细胞释放入血液。循环血中的甲状腺激素几乎全部与血浆蛋白结合,只有极少量呈游离状态,但却只有游离状态的甲状腺激素才具有生物活性,可使靶细胞产生生理效应。甲状腺激素的结合状态与游离状态可相互转化,维持其稳态。

二、甲状腺激素的生理作用

甲状腺激素几乎作用于机体的所有组织,其主要作用是促进物质与能量代谢,促进机体的生长和发育过程。

(一)对代谢的影响

1. 对能量代谢的影响 甲状腺激素可提高绝大多数组织的有氧氧化,增加产热量,提高基础代谢率。当甲状腺功能亢进时,机体的产热量增加,基础代谢率升高,患者喜凉怕热,极易出汗;而甲状腺功能减退时,产热量减少,基础代谢率降低,患者喜热恶寒。

2. 对物质代谢的影响

(1)糖代谢:甲状腺激素能促进小肠黏膜吸收葡萄糖,增强肝糖原分解,还增强肾上腺素、胰高血糖素、皮质醇和生长激素的生糖作用,具有升高血糖的趋势;但同时甲状腺激素还可加强外周组织对糖的利用,降低血糖。甲状腺功能亢进时,血糖常升高,有时甚至出现糖尿。

(2)蛋白质代谢:生理水平的甲状腺激素可促进蛋白质合成,有利于机体的生长发育。当甲状腺激素分泌不足时,蛋白质合成减少,组织间的黏蛋白却增多,结合大量的正离子和水分,引起黏液性水肿。但当甲状腺激素分泌过多时,反而加速蛋白质分解,特别是促进骨骼肌和骨骼的蛋白质分解,从而可导致肌肉收缩无力,血钙升高和骨质疏松。

(3)脂肪代谢:甲状腺激素几乎对脂肪代谢的所有环节都有增强作用,总体来看,对脂肪的作用是分解大于合成。此外,甲状腺激素既促进胆固醇的合成,又增加肝对胆固醇的降解,降解的速度超过合成,最终加速血中胆固醇的清除。所以,甲状腺功能亢进的患者总体脂肪减少而消瘦,血胆固醇含量低于正常;甲状腺功能减退的患者体脂比例增大,血胆固醇含量高于正常,易导致动脉粥样硬化。

(二)对生长发育的影响

甲状腺激素能维持机体正常的生长发育,特别是骨和脑的发育。甲状腺激素是胎儿、新生儿时期脑发育的关键激素,因此,幼年时期甲状腺激素缺乏或合成不足时,脑和骨的发育有明显障碍,表现为智力低下、身材矮小,称为呆小症(即克汀病)。

(三)其他作用

1. 对神经系统的影响 甲状腺激素可提高中枢神经系统的兴奋性。甲状腺功能亢进的患者可有紧张、易激动、注意力不集中、烦躁不安、失眠等表现。相反,甲状腺功能减退的患者,可有记忆力减退、动作迟缓、表情淡漠和嗜睡等表现。

2. 对心血管活动的影响 甲状腺激素可使心率加快,心肌收缩力增强,增加心排血量,但由于组织耗氧量增加而使血管舒张,外周阻力降低,因此甲状腺功能亢进患者的脉压常增大。

3. 对消化系统的影响 甲状腺激素可促进胃肠蠕动,增进食欲。

三、甲状腺功能的调节

甲状腺的功能活动主要受下丘脑-腺垂体-甲状腺轴的调节,此外,甲状腺还可根据体内血碘水平进行一定程度的自身调节。

(一)下丘脑-腺垂体-甲状腺轴的调节

下丘脑分泌的促甲状腺激素释放激素(TRH)通过垂体门脉系统到达腺垂体,促进腺垂体促甲状腺激素(TSH)的合成和释放,TSH随血液循环到达甲状腺,促进甲状腺的细胞增生和甲状腺激素的合成与分泌。

(二)甲状腺激素对下丘脑和腺垂体的反馈调节

血中游离T_3、T_4浓度的改变,可对腺垂体TSH的分泌起反馈性的调节作用。当血中T_3、T_4

浓度增高时,可负反馈作用于腺垂体,使 TSH 的合成与释放减少,最终使血中 T_3、T_4 的浓度降至正常水平,反之亦然。此外,T_3 和 T_4 对下丘脑分泌 TRH 也有负反馈调节作用(图 11-4)。

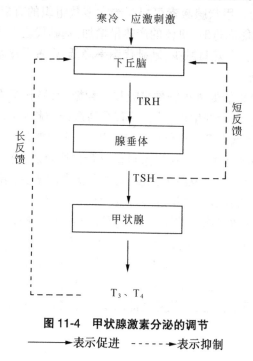

图 11-4 甲状腺激素分泌的调节
——→ 表示促进 -----→ 表示抑制

(三)甲状腺的自身调节

甲状腺根据体内血碘的水平调节自身摄碘以及合成和分泌甲状腺激素的能力,称为自身调节。这是一个有限度的缓慢的调节,不受 TSH 的影响。血碘浓度超过一定水平时,甲状腺摄碘能力降低,减少 T_3 和 T_4 合成;相反,当血碘浓度降低时,甲状腺的摄碘能力增强,促进 T_3 和 T_4 合成。

重点提示

地方性甲状腺肿

地方性甲状腺肿是饮食中长期缺乏碘而导致甲状腺发生代偿性肿大的疾病。其发病机制是由于水和食物中的碘含量长期不足,甲状腺合成 T_3、T_4 减少,血中 T_3、T_4 浓度持续降低,对腺垂体的负反馈抑制作用减弱,引起促甲状腺激素分泌增加,不断地刺激甲状腺组织增生肥大所致。

第四节 肾 上 腺

肾上腺是人体重要的内分泌腺,可分为中央部的髓质和周围部的皮质两部分。两者在发生、结构与功能上均不相同,实际上是两种内分泌腺,但由于髓质的血液供应来自于皮质,故两者分泌的激素也有一定的联系。由肾上腺皮质分泌的激素统称为肾上腺皮质激素,由肾上腺髓质分泌的激素统称为肾上腺髓质激素。

一、肾上腺皮质激素

肾上腺皮质由外向内可分为球状带、束状带和网状带,这三层细胞合成和分泌的激素不同。球状带细胞分泌以醛固酮(详见第8章)为代表的盐皮质激素;束状带细胞分泌以皮质醇为代表的糖皮质激素;网状带细胞分泌少量性激素(详见第12章)。这些肾上腺皮质激素都属于类固醇激素。本文着重论述糖皮质激素。

(一)糖皮质激素的生理作用

人体血浆中糖皮质激素主要是皮质醇,其次是皮质酮。

1. 对物质代谢的影响

(1)糖代谢:糖皮质激素是调节糖代谢的重要激素之一,因具有升高血糖的效应而得名。它促进糖异生,增加肝糖原的贮存;并能减少外周组织对糖的摄取和利用,导致血糖升高。若糖皮质激素过多可引起血糖升高,甚至出现糖尿。相反,则可出现低血糖。

(2)蛋白质代谢:糖皮质激素可促进肝外组织,特别是肌肉组织的蛋白质分解,这可为肝糖原异生提供原料。因此,糖皮质激素过多时,可出现肌肉消瘦、皮肤变薄、淋巴组织萎缩和骨质疏松等。

(3)脂肪代谢:糖皮质激素可促进四肢部位的脂肪分解。当糖皮质激素过多时,四肢脂肪组织分解增强,而面、肩及背部等躯干部位脂肪合成相应有所增加,使体内脂肪重新分布,可形成面圆、背厚、躯干部发胖但四肢消瘦的特殊体型,形象地描述为"满月脸"、"水牛背"、四肢消瘦的"向心性肥胖"体征。

2. 对水盐代谢的影响 糖皮质激素有较弱的保钠排钾作用,还可增加肾小球滤过率,最终有利于水的排出。因此,肾上腺皮质功能不全的患者,肾排水能力下降,甚至可出现"水中毒"。此时,补充糖皮质激素可缓解病情。

3. 对器官组织的作用

(1)对血细胞的作用:糖皮质激素可增强骨髓的造血功能,使血中红细胞、血小板的数量增加;可促进附着于血管壁的中性粒细胞进入血液循环,使中性粒细胞数量增加;可使胸腺与淋巴组织萎缩,抑制淋巴细胞的有丝分裂和促进淋巴细胞的凋亡,导致血中淋巴细胞数量减少;可促进肺、脾对嗜酸性粒细胞的滞留破坏,使血中嗜酸性粒细胞数量减少。

(2)对心血管系统的作用:糖皮质激素通过"允许作用"提高血管平滑肌对儿茶酚胺的敏感性,提高血管的张力以维持血压。此外,糖皮质激素还能维持毛细血管的完整性,有助于维持循环血量。

(3)对消化系统的作用:糖皮质激素能促进胃酸及胃蛋白酶原的分泌。大量糖皮质激素可能诱发或加剧溃疡病,因此溃疡病患者应慎用。

(4)对神经系统的作用:糖皮质激素能维持中枢神经系统的正常兴奋性。当肾上腺皮质功能亢进时,可有失眠、烦躁不安、思维不集中等症状。

4. 在应激反应中的作用 应激反应是指在有害刺激如缺氧、创伤、手术、饥饿、疼痛、寒冷以及精神紧张和焦虑不安等的作用下,机体分泌的促肾上腺皮质激素和糖皮质激素增多的反应。在应激反应中,大量分泌的糖皮质激素能增强机体对有害刺激的抵抗力和耐受性,对维持机体生命活动具有极其重要的意义。若缺乏糖皮质激素,机体应激反应减弱,轻微的有害刺激就会导致机体功能衰竭,甚至危及生命。而通过应激反应作用机制,临床上使用大剂量糖皮质激素及其类似物,可起到抗炎、抗毒、抗过敏和抗休克的药物治疗作用。

(二)糖皮质激素分泌的调节

1. 下丘脑-腺垂体-肾上腺皮质轴对糖皮质激素的调节 下丘脑释放的 CRH 通过垂体门脉系统被运送到腺垂体,促进腺垂体分泌 ACTH,而后 ACTH 再促进肾上腺皮质的生长发育和刺激糖皮质激素合成及分泌(图 11-5)。由于下丘脑 CRH 的释放呈昼夜节律,ACTH 和糖皮质激素也呈现相应的节律性。糖皮质激素的分泌具有日周期节律和脉冲式释放,一般在清晨 6~8 时分泌达高峰,午夜分泌最少。

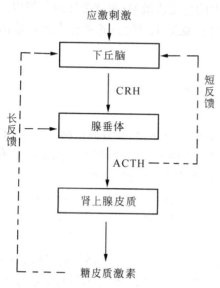

图 11-5 糖皮质激素分泌的调节
——→表示促进 -----→表示抑制

2. 糖皮质激素对下丘脑和腺垂体的反馈调节 通过糖皮质激素对下丘脑和腺垂体的反馈调节作用,可维持体内糖皮质激素水平的稳态。当血中糖皮质激素浓度升高时,可负反馈抑制下丘脑和腺垂体的活动,分别使 CRH、ACTH 的分泌受到抑制。腺垂体分泌的 ACTH 也可负反馈抑制下丘脑的活动(图 11-5)。在应激状态时这种负反馈调节作用被抑制甚至消失,血中 ACTH 和糖皮质激素浓度升高。

> **重点提示**
>
> **糖皮质激素停药方法**
>
> 长期大量应用糖皮质激素的患者,血中过高浓度的外源性糖皮质激素可通过反馈作用抑制 ACTH 的合成与分泌,甚至可造成肾上腺皮质萎缩,分泌功能减退甚至停止。如果突然停药,由于 ACTH 水平过低和肾上腺皮质萎缩,使血中糖皮质激素水平低下,参与应激反应的作用减弱,引起肾上腺皮质危象,甚至危及生命。因此必须采取逐渐减量的缓慢停药方法或在治疗期间间断给予 ACTH,防止肾上腺皮质萎缩。

二、肾上腺髓质激素

肾上腺髓质嗜铬细胞分泌儿茶酚胺类激素,主要是肾上腺素(E)和去甲肾上腺素(NE),都属于含氮类激素。

(一)肾上腺髓质激素的合成与代谢

肾上腺髓质激素来源于酪氨酸。肾上腺髓质与交感神经节后纤维的去甲肾上腺素的合成过程基本一致,去甲肾上腺素在肾上腺髓质细胞内可进一步甲基化为肾上腺素。合成的肾上腺髓质激素由肾上腺髓质细胞的囊泡分泌,以肾上腺素为主。因此,血中的肾上腺素主要来自于肾上腺髓质,而去甲肾上腺素可来自于肾上腺髓质和肾上腺素能神经纤维末梢释放(为主)。儿茶酚胺类激素能被单胺氧化酶和儿茶酚氧位甲基转移酶灭活。

(二)肾上腺髓质激素的作用

肾上腺素和去甲肾上腺素对心脏、血管、内脏平滑肌的作用已讨论,本文主要论述肾上腺髓质激素对代谢和神经系统的作用。

肾上腺髓质激素在代谢方面能促进肝糖原、肌糖原分解,使血糖升高;能加速脂肪分解使血脂肪酸升高;还可促进能量代谢,增加机体的耗氧量、产热量,提高基础代谢率。

肾上腺髓质激素可提高中枢神经系统的兴奋性,使机体处于反应灵敏,警觉性提高的状态,参与应急反应。应急反应是指在紧急情况下,机体的交感-肾上腺髓质系统功能增强而产生的适应性反应。交感-肾上腺髓质系统在应急反应中起提高机体的警觉性和应变能力的作用。当机体遭遇紧急情况时,如惊恐、剧痛、失血、脱水、缺氧、暴冷暴热以及剧烈运动等,交感-肾上腺髓质系统立即调动起来,肾上腺素和去甲肾上腺素的分泌增加,使机体处于反应灵敏、警觉状态;同时,呼吸加深加快;心跳加速,心肌收缩力增强,心排血量增加,血压升高,血量重新分配,保证心、脑、肌肉等重要器官的血流供应;肝糖原、肌糖原分解增加,血糖升高,保证能量供应,共同应对环境的紧急变化。

(三)肾上腺髓质激素分泌的调节

肾上腺髓质受交感神经节前纤维支配,交感神经兴奋,就会促进肾上腺髓质分泌髓质激素,故将它们合称为交感-肾上腺髓质系统。此外,糖皮质激素也可促进肾上腺髓质激素的合成。

对于应激反应和应急反应,虽然两者都可对作用于机体的伤害性刺激做出反应,但参与的系统和具体的生理意义不同(表11-2)。在整个机体内,二者相辅相成,共同发挥作用,可使机体能更好地适应环境变化,提高机体的生存能力。

表11-2 应激反应和应急反应的比较

	应激反应	应急反应
刺激	缺氧、创伤、手术、饥饿、疼痛、寒冷、精神紧张、焦虑不安等	惊恐、剧痛、失血、脱水、缺氧、暴冷暴热、剧烈运动等
参与系统	ACTH、糖皮质激素	交感神经、肾上腺髓质激素
生理意义	增强对有害刺激的抵抗力和耐受性	提高对环境变化的警觉性和应变能力

第五节 胰 岛

胰腺的内分泌功能由散在分布于胰腺腺泡之间的胰岛实现。胰岛分泌多种激素,主要有B细胞分泌胰岛素,A细胞分泌胰高血糖素。

一、胰 岛 素

(一)胰岛素的生理作用

胰岛素是含有51个氨基酸的小分子蛋白质。它是促进物质合成代谢、调节血糖稳定的主要激素。

1. 对糖代谢的影响 胰岛素是生理状态下唯一的降血糖激素。它通过增加血糖的去路和减少血糖的来源降低血糖浓度。胰岛素能促进全身组织摄取和利用葡萄糖,促进肝糖原和肌糖原的合成与贮存,抑制糖原分解和糖异生,从而使血糖水平下降。胰岛素缺乏时,血糖浓度将升高,一旦超过肾糖阈,尿中就可出现葡萄糖,引起糖尿病。

2. 对脂肪代谢的影响 胰岛素可促进脂肪合成,抑制脂肪分解。它促进葡萄糖进入脂肪组织,合成三酰甘油;促进肝合成脂肪酸并转运到脂肪细胞内贮存;抑制脂肪酶的活性,减少脂肪分解。胰岛素缺乏时,糖的利用受阻,脂肪分解增强,产生大量的脂肪酸,其在肝内氧化成酮体,可引起酮症,酮症酸中毒甚至昏迷。

3. 对蛋白质代谢的影响 胰岛素促进蛋白质合成,抑制蛋白质分解。它通过使氨基酸进入细胞的过程加速,促进 DNA、RNA 的生成而使蛋白质合成增加。胰岛素缺乏时,蛋白质合成减少,分解增多,患者可有消瘦、乏力的表现。因胰岛素能增强蛋白质的合成,故对机体的生长发育也有一定的促进作用,但只有与生长激素共同作用时,才能产生明显地促生长作用。

此外,胰岛素还可促进 K^+ 进入细胞内,血钾浓度降低。因此,临床应用胰岛素时要注意监测血钾水平。

(二)胰岛素分泌的调节

1. 血糖的作用 血糖是调节胰岛素分泌的最重要因素。当血糖浓度升高时,胰岛素分泌明显增加,促使血糖降低;当血糖浓度降低至正常水平时,胰岛素分泌也迅速恢复到基础水平,从而维持血糖浓度的相对稳定。

2. 激素的作用 胃肠激素如促胃液素、促胰液素、缩胆囊素和抑胃肽都有促进胰岛素分泌的作用。生长激素、甲状腺激素、胰高血糖素以及糖皮质激素等可通过升高血糖浓度而间接刺激胰岛素分泌,肾上腺素则抑制胰岛素的分泌。

3. 神经调节 胰岛受迷走神经与交感神经的双重支配。迷走神经兴奋时促进胰岛素的分泌,而交感神经兴奋时抑制胰岛素的分泌。

二、胰高血糖素

(一)胰高血糖素的生理作用

胰高血糖素与胰岛素的作用相反,它是一种促进分解代谢的激素,其靶器官主要是肝。胰高血糖素具有很强的促进肝糖原分解和糖异生作用,使血糖明显升高。胰高血糖素可促进脂肪分解,血中游离脂肪酸增多;加强肝内脂肪酸氧化,使酮体生成增多。胰高血糖素可抑制肝内蛋白质合成,促进蛋白质的分解。另外,药理剂量的胰高血糖素可使心肌细胞内 cAMP 含量增加而增强心肌收缩力。

(二)胰高血糖素分泌的调节

血糖是调节胰高血糖素分泌的重要因素。血糖浓度降低时,胰高血糖素分泌增加;血糖浓度升高时,胰高血糖素分泌减少。胰岛素和胰高血糖素是相互拮抗的调节血糖水平的激素。此外,交感神经兴奋时促进胰高血糖素的分泌,而迷走神经兴奋时抑制胰高血糖素的分泌。

第六节 甲状旁腺和甲状腺 C 细胞

甲状旁腺主细胞分泌的甲状旁腺激素(PTH)、甲状腺 C 细胞分泌的降钙素(CT)以及 1,25-二羟维生素 D_3(钙三醇)共同调节机体的钙磷代谢,维持血钙和血磷的稳态。

一、甲状旁腺激素

(一) 甲状旁腺激素的生理作用

甲状旁腺激素是维持血钙稳态的最重要激素,它有升高血钙和降低血磷水平的作用,其靶器官主要是骨和肾。

1. 对骨的作用 骨是体内最大的钙贮存库。甲状旁腺激素不仅可迅速动员骨钙入血,使血钙浓度快速升高,还可加强破骨细胞的溶骨活动,使骨钙与磷大量入血,使血钙浓度长时间升高。

2. 对肾的作用 甲状旁腺激素可促进肾远曲小管对钙的重吸收,血钙浓度升高;同时,可抑制近曲小管对磷的重吸收,使血磷浓度降低。此外,甲状旁腺激素能通过肾促进1,25-二羟维生素 D_3 的生成,而后者能促进小肠黏膜吸收钙,间接使血钙升高。

(二) 甲状旁腺激素分泌的调节

甲状旁腺激素的分泌主要受血钙的调节。血钙浓度轻微下降时,就可促进甲状旁腺激素的分泌;血钙浓度升高时,甲状旁腺激素分泌减少。

重点提示

甲状旁腺的重要性

甲状旁腺分散嵌于甲状腺背侧上下部,是两对小内分泌腺。临床上行甲状腺手术时,如误将甲状旁腺摘除,可导致患者出现严重的低血钙,发生手足抽搐,严重时可因喉部肌肉痉挛而窒息死亡。

二、降 钙 素

(一) 降钙素的生理作用

其靶器官主要是骨和肾。降钙素可抑制破骨细胞的活动,减弱溶骨过程,而同时增强成骨细胞的活动,使钙、磷在骨组织沉积增加,最终导致血钙与血磷浓度降低。此外,降钙素还可抑制肾小管对钙、磷、钠及氯的重吸收,使它们从尿中的排泄增多。

(二) 降钙素分泌的调节

降钙素的分泌主要受血钙的调节。当血钙浓度在一定水平上升高时,降钙素的分泌会随之增加。降钙素与 PTH 对血钙的调节作用正好相反,两者共同作用,维持血钙水平的相对稳定。

(杨黎辉)

讨论与思考

1. 简述地方性甲状腺肿的形成机制。

2. 长期服用糖皮质激素的患者应如何停药,为什么?

3. 胰岛素分泌不足的糖尿病患者为什么有多饮、多食、多尿和体重减轻的表现?

第 *12* 章

生　殖

学习要点

1. 睾丸的功能,雄激素的生理作用
2. 卵巢的功能,雌激素和孕激素的生理作用
3. 月经周期的概念,月经周期中子宫内膜的周期性变化及形成原理

生殖是确保生物体繁衍与种族延续的重要过程。高等动物的生殖过程,是通过两性生殖器官的活动来实现的,包括生殖细胞(精子和卵子)的形成、受精、着床、胚胎发育和分娩等环节。人类的生殖不仅是生物学行为,而且还与政治、经济、文化、环境、伦理等一系列社会问题有关。

第一节　男性生殖

生殖器官包括主性器官和附性器官。男性的主性器官是睾丸,附性器官有附睾、输精管、射精管、精囊腺、前列腺、尿道球腺、阴茎和阴囊等。

一、睾丸的功能

睾丸具有生成精子和分泌雄激素的功能。

(一)生精功能

精子是在睾丸的精曲小管内生成的。精曲小管的上皮含有两种细胞,即生殖细胞和支持细胞。原始的生殖细胞为精原细胞,从青春期开始,精原细胞分阶段发育形成精子。新生成的精子缺乏运动能力,也不能使卵子受精,须借助于曲细精管肌上皮细胞的收缩与管道上皮细胞纤毛的运动把精子运送至附睾开始成熟,从而获得运动能力。精子停留在雌性生殖道内继续成熟,脱去表面附着物,使质膜水溶性增强;在卵子表面,精子进一步成熟获能并发生顶体反应。

精子的生成需要适宜的温度,阴囊内温度较腹腔温度低2℃左右,适宜精子的生成。若某种原因睾丸未降入阴囊内滞留在腹腔内或腹股沟管内,称为隐睾症,影响精子生成而不能

生育。

(二) 内分泌功能

睾丸间质细胞分泌的雄激素以睾酮的活性最强。睾酮的生理作用主要有以下几个方面。

1. 对附性器官和副性征的作用　睾酮促进男性附性器官的生长、发育并维持正常功能,促进男性副性征的出现并维持正常状态。两性在青春期后,开始出现一系列与性有关的特征,称为副性征或第二性征,男性表现为喉结突出、骨骼粗壮、嗓音低沉、肌肉发达、毛发呈男性分布等。若切除睾丸,男性的附性器官萎缩,副性征消失。睾酮还有维持正常性欲的功能。

2. 影响睾丸的生精作用　睾酮可直接作用于精曲小管促进精子的生成。

3. 对代谢的作用　睾酮可促进蛋白质合成,特别是肌肉、骨骼以及生殖器官的蛋白质合成;影响水盐的代谢,出现水和 Na^+ 在体内潴留;可使骨中钙、磷沉积增加;还可刺激红细胞的生成,使体内红细胞增多等。青春期男性,在睾酮和生长激素的共同作用下,身体将会出现一次显著增长过程。

二、睾丸功能的调节

睾丸的内分泌功能和生精功能均受下丘脑-腺垂体-睾丸功能调节轴的调节,其过程与甲状腺和肾上腺皮质功能调节相似。下丘脑分泌促性腺激素释放激素(GnRH)经垂体门脉系统到达腺垂体,促进腺垂体合成促性腺激素,包括间质细胞刺激素(LH)和精子生成素(FSH)。LH 和 FSH 释放入血,运至睾丸,调节睾丸的功能(图 12-1)。

(一) 内分泌功能的调节

腺垂体分泌的 LH 经血液运输到睾丸,作用于睾丸间质细胞,刺激间质细胞发育,并分泌睾酮。血中睾酮的含量增加又可通过负反馈作用,抑制下丘脑 GnRH 的分泌,继而影响 LH 的分泌,使血中睾酮浓度保持在正常水平。

(二) 生精功能的调节

1. 对生精过程的调节　LH 与 FSH 对生精过程都有调节作用。LH 的作用是通过睾酮实现的。大鼠实验表明:FSH 起着始动生精的作用,而睾酮则有维持生精的作用。

2. 对支持细胞的影响　FSH 与睾酮均能刺激支持细胞分泌雄激素结合蛋白,有利于生精过程。切除睾丸后,血中 FSH 浓度显著增加,这说明睾丸能产生睾酮以外的物质,对 FSH 分泌有负反馈作用。现已证明,这种物质为一种非甾体激素,是一种蛋白质,称为抑制素,对 FSH 的分泌有强烈的抑制效应,对 LH 分泌的抑制作用极轻微。

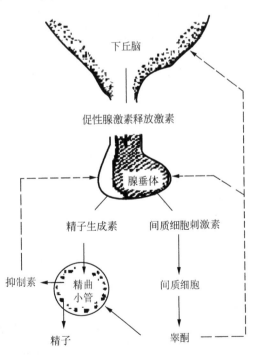

图 12-1　睾丸功能的调节

- - - - ➤负反馈　　——➤促进作用

第二节　女　性　生　殖

女性的主性器官是卵巢,附性器官包括输卵管、子宫、阴道、外生殖器等。

一、卵巢的功能

卵巢主要有卵泡和结缔组织,具有生成卵子和分泌激素的功能。

(一)生卵功能

自青春期开始,每月常有几个甚至十几个卵泡同时发育,但往往只有一个卵泡发育成熟。卵泡在成熟过程中逐渐靠近卵巢表面,卵泡经过 14d 左右成熟而排卵。排卵时,卵泡破裂,卵被排出。排卵后的残留卵泡组织发育成为黄体,在排卵后 7~8d,黄体发育到顶峰,若排出的卵没有受精,黄体在排卵后 10d 开始退化、变性、纤维化而转变成白体;若排出的卵受精,黄体在胎盘分泌的激素刺激下继续发育,成为妊娠黄体。

(二)内分泌功能

卵巢主要分泌雌激素和孕激素,另外,还分泌少量雄激素。

1. 雌激素的作用　人体主要的雌激素是雌二醇。雌激素的主要生理作用是促进女性附性器官的生长发育和副性征的出现,并维持其正常状态;其次,还影响代谢功能。

(1)对生殖器官的作用:雌激素对生殖器官的作用主要表现在 4 个方面。①协同卵泡刺激素促进卵泡发育成熟,并诱导排卵前的黄体生成素高峰,从而促进排卵;②作用于子宫,使子宫内膜血管和腺体增生,并促使宫颈分泌大量稀薄黏液,有利于精子通过;③增强输卵管和子宫平滑肌的运动,有利于卵子和精子的运行;④使阴道黏膜上皮细胞内的糖原增加,糖原分解使阴道呈酸性,增强阴道抵抗细菌的能力。绝经期的妇女由于雌激素分泌大量减少,阴道抵抗细菌的能力下降,而易患老年性阴道炎。

(2)促进副性征的出现:雌激素刺激乳腺导管和结缔组织增生,使乳房发育,并产生乳晕;使脂肪和毛发分布具有女性特征;使音调变高,骨盆宽大等,出现一系列女性的副性征表现。

(3)对代谢的影响:能促进水、钠潴留和肌肉蛋白质合成,加强钙盐沉着,对青春期发育与成长起促进作用。

2. 孕激素的作用　一般来说,孕激素通常是在雌激素作用的基础上产生效应的。人体产生的孕激素主要是孕酮。孕激素的主要作用是保证胚泡的着床和维持妊娠。

(1)对子宫的作用:孕激素使子宫内膜在雌激素作用的基础上,内膜细胞体积增大,分泌腺由直变弯,分泌含糖原的黏液,为妊娠做好准备,以利胚泡着床;孕激素能抑制子宫平滑肌的收缩,保证胚胎有较平静的环境,有"安胎"的功能;孕激素还可减少子宫颈黏液的分泌量,使之黏稠,不利于精子的穿透。

(2)对乳腺的作用:孕激素促进乳腺腺泡发育,为分娩后泌乳做准备。

(3)产热作用:孕激素使基础体温在排卵后升高 1℃ 左右。基础体温在排卵前先略下降,排卵后升高,可作为判定排卵日期的标志之一。

二、月 经 周 期

(一) 月经周期及其分期

女性自青春期起,在卵巢分泌的雌激素和孕激素作用下,子宫内膜呈周期性变化,最明显的外部表现是月经,这种现象称为月经周期。月经周期的长短因人而异,为 20~40d,平均28d。脱落的子宫内膜随血液一起经阴道流出,即月经。女性一般成长到 12~14 岁开始出现第 1 次月经,称为初潮。到 45~50 岁时,月经周期开始不规则,随后绝经。根据子宫内膜的变化,月经周期可分为增殖期,分泌期及月经期。

1. 月经期　从月经开始到月经停止日,即月经周期第 1~4 天,历时约 4d。此期子宫内膜由于失去了雌激素、孕激素的支持作用,血管发生痉挛,导致内膜缺血、坏死、脱落和出血。月经血量一般为 100ml 左右,此时,因子宫内膜脱落形成创面容易感染,因此,要注意经期卫生。如果排出的卵子受精、着床,子宫内膜不再出现月经周期变化,即子宫内膜不再剥离出血,不出现月经,直到分娩以后。

2. 增殖期　增殖期从月经停止到排卵前一天,即月经周期第 5~14 天,历时约 10d。此期子宫内膜在雌激素的作用下,内膜增殖变厚,血管和腺体增生,但腺体不分泌。此期末,有 1 个卵泡发育成熟并排卵。

3. 分泌期　分泌期从排卵日起到下次月经开始以前,即月经周期第 15~28 天,历时 13~14d。此期的子宫内膜因黄体分泌大量孕激素与雌激素,使子宫内膜进一步增厚,血管扩张,腺体纡曲增生并开始分泌黏液。此时的子宫内膜变得松软并富含营养物质,为受精卵着床和发育做好准备。如果排出的卵子未受精,则黄体萎缩。此期如果排出的卵子已经受精,黄体则发育成妊娠黄体,继续分泌孕激素和雌激素,子宫内膜不但不脱落反而继续增厚,因此,妊娠期间不再来月经。

(二) 月经周期的调节

只有人类和其他灵长类动物才有月经周期,月经周期是性周期的一种特殊形式。各类动物的性周期都受下丘脑-垂体-卵巢轴功能的调节,月经周期也是如此,它的周期与体液中GnRH、FSH、LH 及卵巢激素浓度变化有紧密关系(图 12-2)。

1. 增殖期的形成　增殖期开始时,血中雌激素和孕激素的浓度均处于低水平。它们对FSH 及 LH 的负反馈抑制较弱,血中 FSH 逐渐增高,接着 LH 也稍有增高。在 FSH 和 LH 的作用下使卵泡发育成熟,卵泡内雌激素合成增加并分泌入血,血中浓度明显上升,排卵前一天左右,雌激素分泌达到高峰。在雌激素的正反馈效应作用下,下丘脑分泌释放 GnRH。GnRH 刺激腺垂体,使其分泌 LH 与 FSH,其中以 LH 分泌增加最为明显,形成血中 LH 高峰,在大量的LH 作用下,成熟卵泡排出卵子。

2. 分泌期和月经期　形成卵泡排出卵子后,残留的卵泡形成黄体,进入分泌期。在 LH 的作用下,黄体细胞分泌大量孕激素和雌激素,在这两种激素作用下,子宫内膜出现分泌期变化。一般在排卵后 5~10d 血中出现雌激素水平第 2 次高峰和孕激素高峰,其结果通过负反馈抑制使下丘脑 GnRH 和腺垂体 FSH 与 LH 分泌均减少。此期若不受孕,黄体功能即停止,孕激素与雌激素在血中浓度明显下降,子宫内膜剥离出血,出现月经。随着孕激素和雌激素在血中浓度降低,对下丘脑和腺垂体的反馈抑制作用减弱或消除,使下丘脑 GnRH 和腺垂体分泌 FSH 与LH 又开始增加,进入下一个周期。

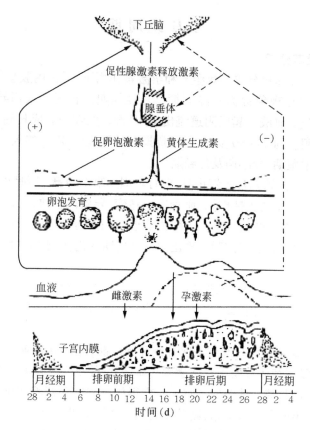

图 12-2　月经周期形成机制

+. 促进；-. 抑制

重点提示

功血

功能性子宫出血(简称功血)是由于卵巢内分泌功能异常,而引起的子宫异常出血,临床表现为月经周期紊乱,出血淋漓不尽,或急性突破性出血,犹如"血崩"。排卵性子宫出血多见于生育年龄女性,卵巢有排卵但黄体功能异常,表现为月经周期缩短,经期延长。在治疗上根据功血的类型和患者年龄,补充外源性雌激素、孕激素以达到修复子宫内膜止血、调整月经周期的目的。

三、胎盘的内分泌功能

胎盘分泌的激素主要是使妊娠得以正常维持。胎盘分泌的激素主要有以下几种。

(一)人绒毛膜促性腺激素

人绒毛膜促性腺激素(HCG)是一种糖蛋白,生理功能和黄体生成素很相似。它的主要作用是在妊娠早期维持黄体继续发育形成妊娠黄体,并使雌激素和孕激素由黄体合成顺利地过渡到由胎盘合成。HCG 可进入母血,并由尿中排出。在受精后 8~10d 的母血中就有 HCG 出现,在妊娠第 60 天左右达到高峰后逐步下降,于妊娠第 90 天左右降至较低水平并一直维持至分娩。临床上,通过测定孕妇血或尿中 HCG 作为早期妊娠诊断。

(二) 雌激素和孕激素

妊娠 2 个月左右,胎盘接替妊娠黄体分泌雌激素和孕激素,使妊娠得以维持,直至分娩。胎盘分泌的雌激素主要是雌三醇。目前认为,雌三醇可能是胎儿和胎盘共同参与合成分泌的。因此,检测母体血中雌三醇含量的多少,可以判断胎儿存活与否。

(三) 人绒毛膜生长素

人绒毛膜生长素(HCS)是一种糖蛋白,其化学结构、生理作用、生物活性以及免疫学特性均与生长激素相似。具有调节母体与胎儿的糖、脂肪和蛋白质代谢,有促进胎儿生长、发育的作用。

四、分娩与哺乳

(一) 分娩

分娩是指成熟胎儿从母体自然产出的过程。妊娠维持约 280d,子宫颈受刺激反射性引起缩宫素释放,缩宫素进一步加强子宫收缩,这种正反馈过程延续至胎儿娩出为止。动物实验表明,糖皮质激素、雌激素、孕激素、缩宫素以及儿茶酚胺类激素等都参与了分娩的启动和完成。

(二) 哺乳

母体在婴儿娩出后 24h,乳腺可分泌富含蛋白质的初乳。授乳时,婴儿吸吮乳头的刺激,可反射性引起催乳素、缩宫素分泌增多,均有利于泌乳。母乳共含有 160 种营养物质,其中免疫球蛋白可增强婴儿的免疫力,而各种激素和生长因子对婴儿具有很高的营养价值,因此提倡科学进行母乳喂养。

(林艳华)

讨论与思考

1. 睾丸和卵巢有何功能?
2. 简述雄激素、雌激素和孕激素的生理作用。
3. 试述月经周期形成的原理。

第13章

衰 老

学习要点

1. 衰老的概念
2. 延缓衰老的途径

人类生命个体均严格遵循着生物界新陈代谢的必然规律,经历着从胚胎、出生、生长发育、成熟、衰老直至死亡的部分或全部生命历程。

第一节 人 的 寿 命

寿命是指从生到死的时间,衡量人寿命长短的是年龄。寿命有平均寿命和自然寿命之分。

一、平均寿命和自然寿命

(一)平均寿命

平均寿命又称平均期望寿命,是指在不同年龄时期可能生存的平均年限。随着社会的发展,科学的进步,人类的寿命普遍延长。预计在21世纪中后期,人的平均寿命在一些国家和地区,将接近或达到100岁。

(二)自然寿命

自然寿命是指人类在进化过程中形成的相当稳定的平均寿命的最高尽度,即寿命的极限。人的自然寿命究竟有多长,大量研究资料表明,应该在百岁以上。有几种较科学的推算方法。

1. **按性成熟期推算**　自然寿命相当于性成熟期的8~10倍。按人的性成熟期为14~15年计算,自然寿命应该是110~150岁。

2. **按生长期推算**　自然寿命相当于生长期的5~7倍,人的生长期为20年左右,自然寿命应该是100~175岁。

3. **按组织培养推算**　人体的细胞自胚胎开始,平均每次分裂周期为2.4年,可分裂50次左右,自然寿命应在120岁左右。

二、影响寿命的因素

(一) 遗传因素

遗传因素主要表现在家系及性别两个方面。长寿家系子女一般长寿。调查发现,长寿家庭与其后代子孙间的纵向关系可归纳为多代连续长寿、隔代遗传长寿和两代连续长寿3种模式。女性寿命一般比男性长3~6岁。这是因为男性能量代谢比女性高,易促使短寿;男性不良嗜好较多,易诱发疾病和加速衰老;男性对肾上腺素和缩血管物质反应较女性敏感,易患心血管疾病;男性比女性少一个X染色体,隐性遗传病的发病率比女性高。

(二) 环境因素

1. 自然环境因素

(1) 非生物环境:指自然或人为的物理化学因素,如温度、湿度、阳光、土壤、水质、海拔高度及各种环境污染,即人们生存、居住的自然环境条件。自然环境条件的优劣,与人的健康关系极为密切。

(2) 生物因素:指与人类处于同一生态环境中的成千上万种生物,它们通过营养、致病和寄生给人们带来好处和灾害。人类需要营养,定量的营养成分能保证生命延续。实验证明在保证质量和必要热量的基础上,限量摄入过多热量可延长生命。

2. 社会环境因素　一般说来,政治制度优越、社会经济发展、人民生活安定、医疗机构健全,均有利于人类寿命的提高。新中国成立前后比较,国民的平均寿命延长了30岁左右,就充分说明了这一点。

(三) 个人因素

包括个人的生活、饮食、卫生习惯及心理因素等。不良习惯(如吸烟、酗酒等)、不讲究卫生及经常忧郁、惊恐等,均有害健康,影响寿命。

第二节　衰　老

一、衰老的概念

衰老又称老化,是指机体随着时间的推移、年龄的增长而发生的组织结构、生理功能和心理行为上的退行性变,即生理性衰老;因疾病或其他因素而加速了衰老过程,称为病理性衰老。人体的衰老一般是这两种衰老的综合。

二、衰老的年龄界限

根据人体结构和功能的变化,一般将人的一生分为若干时期:从出生到5岁为幼年期,6~11岁为童年期,12~17岁为青春期,18~24岁为青年期,25~44岁为壮年期,45~59岁为中年期,60~74岁为老年前期,75~89为老年期,90岁以上为长寿期。衰老的过程是逐渐发生的,每个人开始衰老的年龄不同,因此,衰老的界限很难从年龄上截然划分。1981年我国第二届老年医学学术会议建议65岁以上为老年期。截至2010年底(2010年第六次全国人口普查主要数据公报),我国65岁以上的老人已超过1亿。

三、衰老的主要特征

(一)衰老的形体变化

一般在 50 岁后逐渐明显,这与遗传、性别、环境及生活方式(包括锻炼)等有关。外貌的变化通常表现为皮肤皱褶、粗糙、弹性减弱,出现老年斑,头发变白、变脆、脱落等。

(二)衰老时各器官、系统变化

在人的衰老过程中,机体结构的基本变化是细胞萎缩,数量减少,细胞间质改变,以致器官质量减轻。在结构成分上主要表现为水分占人体构成的比例逐渐减少,而脂肪的比例增加。青年男性含水量约占体重的 60%,女性占 50% 左右,60 岁以上的男性含水量约占 51.5%,女性占 44% 左右。整体功能的衰老表现为器官的代偿能力减低,适应能力、抵抗能力及免疫能力均减退。

老年人脉管系统的改变,大多由于血管硬化引起,常易发生动脉血管内膜粥样变性、冠状动脉硬化、高血压等;呼吸肌萎缩,肺组织弹性降低,容易发生肺气肿;由于消化腺分泌减少,消化酶活性减低,易引起消化不良,常因消化道活动减弱而发生便秘;由于肾对尿的浓缩功能减退,或因前列腺增生及尿道括约肌功能降低,易致多尿,尿路感染和尿失禁。女性在 45~50 岁,男性在 55~65 岁,由于性腺功能减退,内分泌失去平衡,自主神经功能失调,引起头晕、耳鸣、眼花、心悸、失眠、焦虑、易激动、记忆力减退、血压波动、肥胖等,男性阴茎勃起能力减弱,女性性高潮微弱或缺乏,称为更年期综合征。由于下丘脑、腺垂体老化,致使性腺、甲状腺、肾上腺皮质功能减退,容易发生骨质疏松、动脉硬化、糖尿病等;由于脑组织逐渐萎缩,脑血流量减少,神经纤维传导动作电位的速度减慢等,引起动作不协调、反应迟钝、步履蹒跚、运动迟缓、性格改变、记忆力减退、睡眠欠佳、理解现实生活逐渐缺乏感情色彩等;各种感觉功能均有不同程度的减退,但主要是视觉和听觉,即所谓的"耳聋眼花";骨骼肌萎缩,肌群体积变小,肌纤维数量及大小均受影响,肌力衰退,关节囊、韧带因退变而僵硬,关节灵活性差,活动范围缩小,骨钙沉积逐渐减少,骨中黏多糖减少,骨的脆性增加,容易发生骨折,且骨折后愈合缓慢。同时,老年人由于椎间盘变薄,脊柱变短且弯曲,常出现身高降低和驼背现象。

(三)心理衰老的表现特征

1. 感觉、知觉衰退　眼睛老化,听力不如从前,味觉迟钝,以前很好吃的东西现在感到淡而无味。

2. 记忆力衰退　熟人的名字老是记不起来,读书前看后忘;电话号码总要反复看几遍才能记住;刚说过的事,一转身就忘了;常常记不起随手放的东西。

3. 想象力衰退　理想逐渐丧失,幻想越来越少,对新鲜事物缺乏好奇心。

4. 思维能力衰退　不容易集中注意力思考问题,学习新事物感到吃力,甚至有点害怕学习新知识。

5. 情感变得不稳定　较易动感情和在感情上被人同化,遇到困难,不像以前那样镇定自如。经常有莫名其妙的焦虑感,对喧闹声感到很烦躁,看不惯年轻人的言谈与行为。

6. 意志衰退　做事缺乏毅力和探索精神,喜欢凭老经验办事,下决心要做的事常常拖拉而不立即行动。

7. 反应能力下降　动作不如从前灵活,对事物不如以前敏感。一旦疲劳,恢复得较慢。

睡眠时间也比以前少。

8. 兴趣爱好减少　生活中感兴趣的范围变小,不再有兴趣看小说、电影、电视,不再喜欢参加各类活动,特别是集体活动。

9. 性格发生变化　老年人离退休后,身体健康者,性格变化不大。如果体弱多病,又缺乏亲友照顾,则性格易变得暴躁或情绪低落、忧郁、孤僻、古怪,甚至不近人情。

10. 情绪明显变化　老年人情绪反应的变化一方面是对一般刺激趋向冷漠,喜怒哀乐不易表露,或反应强度降低,使人易产生冰冷之感。另一方面遭到重大刺激,情绪的反应却特别强烈,难以抑制。

11. 敏感多疑　感觉器官不敏锐,对捕风捉影、似是而非的事往往却很认真,常把听错、看错的事当做对自己的伤害而感到伤心不已。

12. 易产生孤独感　老年人生理衰老影响到了心理;社会疏远老人及老人自己退出社会也是原因之一。他们性格由外向转为内向,深居简出,懒于交际。

13. 习惯心理巩固　长年累月的生活习惯与工作习惯,决定了老年人的习惯心理,年龄越大,形成的习惯越固定。

14. 个性心理特点明显　人的个性心理特点是在社会实践中形成的。老年人比起青年人与中年人更显得个性化。例如顽固地坚持自己的观点和习惯,不赞成别人的意见和看法。

四、延缓衰老的途径

延缓衰老,健康长寿,是每个人的愿望和追求,也是医学的根本任务之一。如何能够延年益寿,决定于多方面的因素,大致归纳如下:

(一) 积极合理用脑

脑力锻炼是老年人最易忽视的问题之一,许多老人由于只注意体育锻炼而忽视了脑力锻炼,从而造成智力过早衰退,反应迟钝等。因此,老年人要抽一些时间看书、看报、写诗作画等,以改善大脑血流运动状态,也可推迟脑细胞的衰老。但也要注意劳逸结合,合理用脑,科学用脑。

(二) 心绪平衡乐观

要性格开朗,心情平稳,乐意为社会、为家庭、为他人从事各项有益的工作。时刻保持良好的精神状态,俗话说:"忧愁催人老,笑笑变年少",如果一个人长期处于忧愁、焦虑、紧张、恐惧等状态,会使机体内分泌失调、脑血流量减少,甚至癌细胞也会乘机泛滥。因此,人们应力求保持心理的平和,情绪的稳定,创造良好心理环境,要做到心胸坦荡、知足常乐,正确看待生老病死、新陈代谢这一自然规律。

(三) 适度体力劳动

生命在于运动。唐代名医孙思邈说过"养生之道,常欲小劳"。适当的体力活动(包括体育运动和劳动),可促进全身血液循环,改善细胞的血液供应和细胞的新陈代谢;增加肺通气和换气功能;增加消化液的分泌和消化道的运动;神经系统的调节力得到提高;免疫力增强;防止骨骼肌萎缩,使关节柔韧、灵活。但劳动和体育锻炼应结合自身实际,量力而行,注意劳逸结合。

(四) 科学的饮食调养

在影响寿命的诸多因素中,饮食占极其重要地位,因为营养是生命的源泉,长寿更需要合理的营养调配。

1. 三大营养物质的供应 由于老年人代谢率低,活动又少,耗热量少,热量供应一般应比正常成人低 10%~20%。由于机体热量主要由糖类供应,所以要限制其摄入量,以避免热量过剩引起肥胖。多鼓励老人荤素杂食,多吃易消化的蛋白质膳食,保证每日每千克体重有 1~1.5g 蛋白质的供应。脂肪的摄入量每日每千克体重不要超过 1g,并以植物油为主。

2. 无机盐和微量元素 要限制钠盐的摄入,每日不要超过 10g,以防体内钠、水过多而增加心肾负担;老年人易缺钙、铁、碘,应注意补充。还要摄入一些对人体有益的微量元素,如锌、锰、硒等,因为许多微量元素有促进新陈代谢,增强免疫力以及清除自由基等作用。

3. 维生素 维生素 E 被誉为"抗衰老维生素";维生素 A 和维生素 C 也有一定的抗衰老作用;维生素 D 可促进钙的吸收;B 族维生素是许多酶的组成成分,参与新陈代谢。所以老年人要多吃各种新鲜水果、蔬菜等,以保证足够的维生素供应。

4. 水和纤维素 老年人易发生便秘,应适量多饮水和多吃含纤维素的蔬菜,刺激胃肠蠕动,以防便秘。纤维素还可降低胆固醇、预防动脉硬化。

另外,饮食的方式、方法也很重要。古人主张饮食有六宜,尤为精辟:①食宜早,早、晚均不宜迟;②食宜缓,饮食应注意细嚼慢咽;③食宜少,饮食不宜过多,所谓"八分饱,活到老";④食宜暖,宜吃温热食物,生冷宜少,亦不可过热;⑤食宜淡,包括五味要淡,不可偏食;⑥食宜软,吃熟烂的食物,利于消化。

(五)良好生活习惯

1. 养成有利健康的生活习惯

(1)注意生活及活动环境的清洁舒适:定期通风换气,保持室内空气新鲜;保持口腔卫生,坚持早晚刷牙等。

(2)生活要有规律:实验表明,长期生活无规律而环境多变的动物,其寿命比有规律、环境安逸的动物短。人也如此,因此,生活要有规律,要按时起床、按时就寝、按时就餐等。

2. 戒除不良嗜好

(1)戒烟:长期大量吸烟,对呼吸系统、消化系统、心血管系统等造成重大危害,甚至致癌。

(2)控制饮酒:少量饮酒可兴奋脑细胞,促进血液循环,消除疲劳。但长时间饮酒或一次大量饮酒,对心血管系统、神经系统、消化系统均有严重的伤害。

(3)娱乐有度:打麻将、玩扑克、下象棋等活动既是一种娱乐,又带有很强的竞技性质,时间过长,易劳心伤神。

(六)积极防治疾病

影响人类寿命的个体因素中,疾病最为重要。如果能控制心脑血管疾病、恶性肿瘤、呼吸系统疾病、消化系统疾病等,人类平均寿命将增加 10 余岁。老年病有多发性、不典型性、易发生合并症等特点,一旦发病往往累及多个器官或同一器官有多种疾病。防治老年疾病应从青年期就开始,老年人要定期进行体格检查,无病早防,有病早治,促进康复,增进健康。

(李 琳)

讨论与思考

1. 解释衰老的概念。
2. 简述人体各器官系统衰老的表现。
3. 简述延缓衰老的途径。

实 验 部 分

实验1 坐骨神经腓肠肌标本的制备

【实验目的】 学习破坏蛙类脑、脊髓的方法,制备坐骨神经腓肠肌标本。

【实验原理】 蛙类的一些基本生命活动与温血动物相似,其离体组织所需的生活条件比较简单,容易制作。因此可用蛙类的坐骨神经腓肠肌标本来观察兴奋性、兴奋过程以及收缩特点。

【实验对象】 蟾蜍或青蛙。

【实验用品】 蛙类解剖器械(探针、粗剪刀、手术剪、玻璃分针)、蛙板、锌铜弓、蛙腿钉、培养皿、任氏液、污物缸。

【实验方法及步骤】

1. 破坏脑和脊髓 左手握蛙,并以拇指按压背部,示指下压头部前端,使头前俯,右手持探针由头端沿正中线向尾端划触,触及凹陷处,即枕骨大孔,将探针由此垂直刺入深达 1~2mm,即进入枕骨大孔(实验图 1-1),而后将探针尖端折向头方刺入颅腔,左右搅动以捣毁脑组织,再将探针退至枕骨大孔处,使针尖转向尾方,与脊髓平行刺入椎管以捣毁脊髓。待动物四肢松软,表明脑和脊髓已被完全破坏。

2. 剪断脊柱 用左手拇指和示指捏住蛙腰部,并将其提起。右手用粗剪刀在骶髂关节水平以上 1cm 处剪断脊柱(实验图 1-2)。

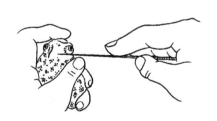

实验图 1-1 破坏蟾蜍脑和脊髓

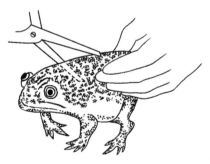

实验图 1-2 剪断脊柱

3. 剪除躯干、上肢及内脏 右手用粗剪刀沿腹部两侧剪开皮肤及内脏,此时蛙体上半身和大部分内脏便一同垂向下方(实验图 1-3)。将其头部、前肢和内脏一并弃去,只保留背部一段脊柱及相连的两后肢。

4. 去皮 左手捏住皮肤断端,右手将蛙皮从背部向下撕去直至趾端(实验图1-4)。把标本放在盛有任氏液的培养皿内,将手及用过的器械洗净。

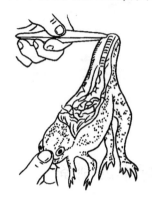

实验图 1-3 剪除躯干上肢及内脏

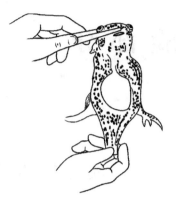

实验图 1-4 剥去后肢皮肤

5. 分离两腿 用粗剪刀剪去尾骶骨,再沿中线将脊柱剪为两半,并从耻骨联合中央剪开两腿,使之完全分离,将标本浸于任氏液中。

6. 分离坐骨神经 将一标本固定于蛙板上,使坐骨神经丛和腓肠肌在上面。用玻璃分针沿脊柱向下分离坐骨神经,再在下肢股部背侧股二头肌和半膜肌之间找出腿部坐骨神经,小心分离,使之完全暴露。用粗剪刀剪下一段与坐骨神经相连的脊柱(1~2个椎骨),并轻轻提起,逐一剪去坐骨神经分支直至膝关节处(实验图1-5)。将膝关节以上所有肌肉剪去,然后剪去股骨上1/3,即成坐骨神经小腿标本(实验图1-6A)。

7. 分离腓肠肌 用玻璃分针将腓肠肌跟腱分离,并穿线结扎,在结扎处下端剪断跟腱。左手持线提起腓肠肌,右手用手术剪剪去与腓肠肌相连的组织,使腓肠肌游离。然后用粗剪刀在膝关节处剪去小腿,留下的即坐骨神经腓肠肌标本(实验图1-6B)。用锌铜弓刺激坐骨神经,如腓肠肌收缩,表明标本良好。将标本放入任氏液内备用。

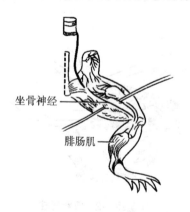

坐骨神经

腓肠肌

实验图 1-5 坐骨神经走行

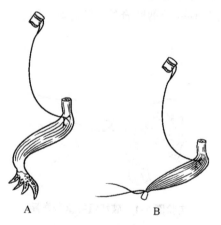

A   B

实验图 1-6 坐骨神经标本
A. 坐骨神经小腿标本;B. 坐骨
神经腓肠肌标本

【注意事项】

1. 在横断脊柱时,必须在骶髂关节上方 1cm 处,否则易损伤坐骨神经。

2. 剥皮后,应将手和用过的器械洗净,以免蟾蜍素污染标本,影响兴奋性。

3. 分离神经时,用玻璃分针进行操作,勿撕拉神经分支,勿用金属器械接触神经。

4. 用剪刀剪断脊柱、分离两腿、剪去大腿肌肉及股骨时,防止伤及神经。

5. 剪断股骨时,应留足股骨的长度,以免影响标本的固定。

6. 制备标本过程中,应经常滴加任氏液,防止标本干燥而影响兴奋性。

(柳海滨)

实验 2　反射弧分析

【实验目的】　分析反射弧的组成部分,探讨反射弧的完整性与反射活动的关系。

【实验原理】　在中枢神经系统参与下,机体对内外环境的刺激所产生的具有适应意义的规律性反应称为反射。反射活动的结构基础是反射弧,由感受器、传入神经、反射中枢、传出神经和效应器 5 个部分组成,其中任何一个环节受到破坏,反射活动均不能实现。

【实验对象】　蟾蜍或青蛙。

【实验用品】　蛙类解剖器械 1 套、铁支架和双凹夹、肌夹、小烧杯、培养皿、药用棉球、1% H_2SO_4 溶液、1% 普鲁卡因。

【实验方法及步骤】

1. 制备脊蟾蜍　自上颌处剪去蟾蜍头部,保留脊髓和下颌,用肌夹将蟾蜍下颌夹住,挂在铁支架上。

2. 观察双侧后肢屈曲反射　用盛在培养皿中的 1% H_2SO_4 溶液分别刺激蟾蜍后肢足趾皮肤,观察有无屈曲反射,然后用小烧杯盛清水洗去足趾上的硫酸溶液。

3. 反射弧功能完整性受影响后观察后肢屈曲反射

(1)分离右侧坐骨神经干:在右后腿背面做一纵行皮肤切口,用玻璃分针在股二头肌和半膜肌之间分离,找出坐骨神经,在神经干下穿一细线备用。

(2)将右侧后肢趾尖浸入硫酸溶液:观察有无屈曲反射的出现。

(3)麻醉坐骨神经:用线将神经轻轻提起,在神经下面放一小束浸有局部浸润麻醉药(1% 普鲁卡因)的棉花,然后将后肢浸入硫酸溶液中,观察后肢屈曲反射是否消失(麻醉坐骨神经出现屈曲反射消失后,迅即用任氏液反复冲洗右侧坐骨神经)。

4. 破坏反射弧的各部,观察对后肢屈曲反射的影响

(1)在左后肢趾关节上方,将皮肤剪一环形切口,剥去切口以下的皮肤,再将剥去皮肤的趾尖浸入硫酸溶液中,观察有无屈曲反射。若深浸该侧小腿至环行切口以上的皮肤,观察此侧小腿是否出现屈曲反射。

(2)用 1% 硫酸溶液浸泡右后肢趾尖,右后肢发生屈曲反射。然后剪断右侧坐骨神经,再用 1% 硫酸溶液浸泡右后肢趾尖,观察屈曲反射是否消失。

(3)用探针破坏脊髓,再刺激后肢观察两后肢能否一样发生屈曲反射。

【观察项目及结果】

观察项目及结果,见实验表 2-1。

实验表 2-1　实验二观察项目及结果

观察项目	屈曲反射(左侧　右侧)
1% H_2SO_4溶液刺激后肢皮肤	
右后肢趾尖浸入硫酸溶液	
麻醉右侧坐骨神经	
破坏左后肢皮肤	
反复清洗右侧坐骨神经	
切断坐骨神经	
破坏脊髓	

【注意事项】

1. 蛙足趾每次浸入硫酸溶液的深度要一致,有时可根据情况深浸;每项实验结果观察完毕后均应立即用清水洗去硫酸,并用纱布拭干。

2. 注意剪断坐骨神经的高位分支和剥干净足趾的皮肤,以免影响实验效果。

（柳海滨）

实验 3　血液凝固和影响血液凝固的因素

【实验目的】　观察血液凝固现象,记录实验结果,分析各种实验原因对血液凝固的影响。

【实验原理】　血液凝固过程可分为三个阶段:因子 X 的激活,凝血酶原激活成凝血酶,纤维蛋白原转变为纤维蛋白。由于激发凝血反应的原因和参与反应的物质不同,因子 X 的激活可以分为内源性和外源性两条途径。内源性凝血系统是指参与凝血过程的全部因子存在于血浆中;外源性凝血系统是指在组织因子的参与下血液凝固的过程,其凝血时间较前者短。本实验采用颈动脉放血取血,血液几乎没有和组织因子接触,其凝血过程可以看作是由内源性凝血系统所发动。组织液含有丰富的组织因子,在血液中加入组织液时,可以观察外源性凝血系统的作用。血液凝固受许多因素的影响,除凝血因子直接参与血液凝固过程外,温度、接触面的光滑程度等也可影响血液凝固过程。

【实验对象】　家兔

【实验用品】　兔手术台、手术器械、玻璃分针、气管插管、动脉插管、动脉夹、缝线、5ml 小试管及试管架、水浴箱、研磨组织液 5ml、0.1%肝素溶液、柠檬酸钠、生理盐水、氯化钙溶液、石蜡油、冰块、棉花。

【实验方法及步骤】

1. 将兔用 20%氨基甲酸乙酯按 1g/kg 体重的剂量从耳缘静脉缓慢注入以麻醉动物。将动物背位固定在手术台上,打开手术台底面保温灯。剪去颈部手术野的毛以便手术。做颈部切口 5~7cm,分离皮下组织,暴露胸舌骨肌,用止血钳于正中线分开肌肉,暴露出气管,将气管上方的肌肉拉开,可见气管两侧与气管平行的左、右颈总动脉。将一侧动脉分离穿线备用。

2. 取 8 个试管(5ml)按下表(实验表 3-1)顺序标号,放置在试管架上,并准备好各试管中所要求的不同条件和药品。结扎一侧颈总动脉头端,用动脉夹距离结扎约 1.5cm 处夹闭颈总动脉,做颈动脉插管。需放血时开启动脉夹即可。

3. 打开兔颈总动脉夹,兔动脉血很快由动脉插管流出,向每个试管注入2ml兔血。

各试管血液凝固的记录方法是:自血液流出动脉插管起计时,将装血的试管分别用拇指堵住管口倒转一次,使试管内容物与血液相混合。各管均自血液取出时起,每20秒将试管倾斜一次,观察血液是否流动,直至管中血液不再流动(即已凝固)为止,并记录时间。以第1管血液的凝固为对照,与其他各管凝固所需的时间相比,判断血液凝固时间是被加速还是被延缓。如果肝素管不出现血液凝固,再加入氯化钙溶液2滴,观察血液是否会凝固。

实验表 3-1　影响血凝的因素

实验条件	凝血时间
(1)试管内放入血液 2ml(对照)	
(2)试管内放少量棉花,并放入 2ml 血液	
(3)用液体石蜡涂试管内表面,并放入 2ml 血液	
(4)试管内放 2ml 血,保温于 37℃ 的水浴中	
(5)试管内放 2ml 血,将其放入冰块中	
(6)试管内放入肝素,再放入 2ml 血,并将其混匀	
(7)试管内放 3mg 柠檬酸钠,再放入 2ml 血后混匀	
(8)制备组织因子,取 0.3ml,取血 2ml 放入试管混匀	

【实验注意事项】

1. 拿试管时用拇指、示指捏住试管上端,不要握住试管的底部,以免手的温度影响结果。

2. 实验前做好分工,试管编号必须记清楚。

3. 各试管口径大小、采血量及所加内容物的量应一致。

4. 准备好各试管按顺序连续放血。

5. 每管凝血时间的计时应从血液放入该管开始。

(李　丹)

实验 4　ABO 血型的鉴定

【实验目的】

1. 学习鉴定 ABO 血型的基本方法。

2. 观察红细胞的凝集现象。

【实验原理】　用已知的标准 A 凝集素与 B 凝集素检测未知的抗原。

【实验用品】　标准血清(抗 A、抗 B)、一次性采血针、双凹玻片、消毒牙签、75%酒精、消毒棉球。

【实验方法及步骤】

1. 取干净双凹玻片一张,用玻璃蜡笔在玻片两端分别标明 A、B 字样。

2. 在玻片 A、B 两端分别滴加标准抗 A 和抗 B 血清各一滴,注意切不可混淆。

3. 用 75%酒精棉球消毒受试者左手无名指指腹,用采血针刺破消毒处皮肤,待血自然流出。用牙签两端各蘸一小滴血,分别和抗 A、抗 B 标准血清混匀。

4. 放置 10~15min 后用肉眼观察有无凝集反应。如果发生凝集反应,可见红细胞集聚成大小不等的团块,其余液体无色透明。摇动玻片或搅拌均不能使细胞分散。如果无凝集反应,则液体呈均匀粉红色。

5. 根据双侧标准血清内是否有凝集反应的发生,可鉴别受试者的血型(实验表 4-1,实验图 4-1)

实验表 4-1　ABO 血型检查结果判断

受试者血型	抗 A 血清	抗 B 血清
O	—	—
A	+	—
B	—	+
AB	+	+

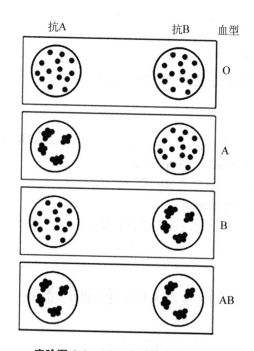

实验图 4-1　ABO 血型检查结果判断

【注意事项】

1. 采血针及皮肤必须严格消毒。

2. 用牙签两端取血分别于抗 A 标准血清和抗 B 标准血清混合时,严防两种血清混合。

3. 标准血清必须置于 2~8℃温度下保存,使用时不能超过有效期。

4. 注意区别凝集现象,肉眼分辨不清时使用低倍镜进行辨别。

（李　丹）

实验 5　正常人体心音听诊

【实验目的】　熟悉听诊器的主要结构和使用方法;熟悉心瓣膜听诊区部位和听诊顺序;初步学会心音听诊方法及从听诊上分辨第一心音及第二心音。

【实验原理】　心音是心动周期中由于心肌收缩、舒张,使血液撞击关闭的心瓣膜引起心室壁及大动脉根部振动而产生的声音。将听诊器置于受检者胸壁心前区位置,可直接听到心音。在每一个心动周期中,通常可听到两个心音,即第一心音和第二心音。

【实验对象】　正常人体(学生自愿者)。

【实验用品】　听诊器、录音机、心音磁带。

【实验方法及步骤】

1. 确定听诊部位　受检者坐在检查者对面,解开上衣。仔细观察(或用手触诊)受检者心尖搏动的位置与范围。参照实验图 5-1,确认心音听诊部位。

二尖瓣听诊区:左锁骨中线第 5 肋间稍内侧(心尖区)

三尖瓣听诊区:胸骨右缘第 4 肋间或剑突下

主动脉瓣听诊区:胸骨右缘第 2 肋间

主动脉瓣第 2 听诊区在胸骨左缘第 3 肋间

肺动脉瓣听诊区:胸骨左缘第 2 肋间

2. 确定听心音顺序　参照实验图 5-1 所示,确定听诊顺序,顺序为二尖瓣听诊区→主动脉瓣第二听诊区→肺动脉瓣听诊区→主动脉瓣听诊区→三尖瓣听诊区,即从二尖瓣听诊区开始,逆时针听取,最后听诊三尖瓣听诊区。

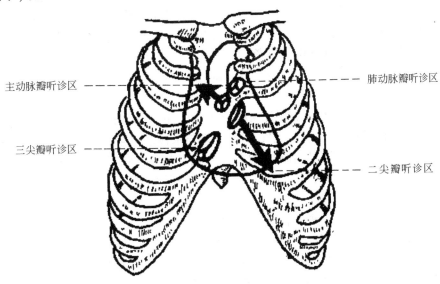

实验图 5-1　心音听诊部位

3. 心音听诊

(1)检查者戴好听诊器,以右手的拇指和中指轻持听诊器头(胸件),按实验图 5-1 所示听诊部位和上述顺序听诊。根据第一、二心音特点,仔细听诊,区分第一心音和第二心音。

（2）如果第一、二心音难以分辨,可用左手触诊心尖搏动或颈动脉脉搏,与心尖搏动同时出现(触及手指时)心音即为第一心音,于心尖搏动同时之后出现的为第二心音。

（3）比较不同听诊区两个心音的声音强弱。

【注意事项】

1. 先示教,后 2 人一组相互听诊。

2. 严格辨认听诊部位,严格按听诊顺序听诊。

3. 听诊时室内保持安静;听诊器的橡皮管不得相互接触、打结或与其他物体接触,以免发生摩擦音,影响听诊效果。

4. 如果呼吸音影响心音听诊,可令受检者暂时屏气。

（孙永波）

实验6　正常人体动脉血压的测量

【实验目的】　初步学会间接测量人体动脉血压的方法,能正确使用血压计,能测量出人体肱动脉的收缩压与舒张压。

【实验原理】　测量人体动脉血压最常用的方法是间接测量上臂肱动脉的血压。即用血压计的袖带在肱动脉外加压,根据血管音的变化来测量血压。通常血液在血管内连续流动时没有声音。当将空气打入缠绕于上臂的袖带内,使其压力超过收缩压时,便可完全阻断肱动脉内的血流,此时,用听诊器在其远端听不见声音,如缓慢放气以逐渐降低袖带内压力,当外加压力稍低于肱动脉收缩压而高于舒张压时,血液可断续流过被压血管,形成涡流而发出声音,所听见的第一声作为收缩压值。继续放气,当袖带内压力刚低于舒张压时,血管内的血流由断续变为连续,声音突然由强变弱或消失,此时的外加压力作为舒张压值(实验图6-1)。

【实验对象】　正常人体(学生自愿者)。

【实验用品】　台式(汞柱式)血压计、听诊器。

【实验方法及步骤】

1. **熟悉血压计的结构**　台式血压计由检压计、袖带和气球 3 部分组成。检压计一个标有 0~300 mmHg 刻度的玻璃管,上端与大气相通,下端与水银槽相通。袖带是一个外包布套的长方形橡皮囊,借助两根橡皮管分别和检压计的水银槽及打气球相通。打气球是一个带有螺旋开关的橡皮球,供充气和放气之用。血压计结构见实验图6-2。

2. **测量动脉血压前的准备**

（1）受检者脱去右臂衣袖,取坐位,全身放松,静坐 5min。

（2）检查者松开血压计打气球的螺旋开关,驱净袖带内的气体后再旋紧螺旋开关。

（3）受检者右肘关节轻度弯曲,右前臂平放实验桌上,掌心向上,使前臂与心脏处于同一水平。检查者将袖带平整、松紧适宜地缠绕受检者右上臂,袖带下缘至少位于肘关节上 3cm 处,开启水银槽开关。

（4）检查者将听诊器两耳器塞入外耳道,务必使耳器弯曲方向与外耳道一致。

（5）检查者在受检者的肘窝内侧先用右手触及肱动脉搏动所在部位,再用左手将听诊器胸器不留缝隙地轻轻贴在上面。将检压计与水银槽之间的旋钮旋至开的位置。

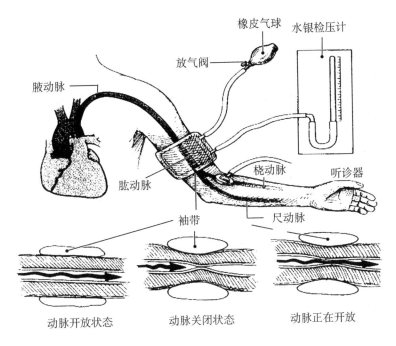

实验图 6-1 间接法测量血压原理

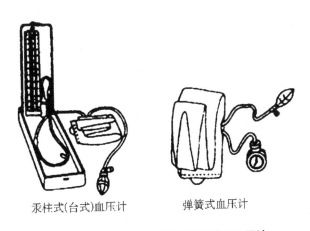

实验图 6-2 汞柱式血压计及弹簧式血压计

3. 测量收缩压和舒张压

(1)测量收缩压:检查者右手手握打气球,旋紧打气球螺旋开关,连续挤压打气球将空气打入袖带内,使检压计水银柱逐渐上升到听诊器听不到动脉搏动音为止,再继续打气使水银柱再升 20~30mmHg,或使水银柱上升到 150~160mmHg,随即慢慢松开打气球螺旋开关,徐徐放气,逐渐降低袖带内压力,在观察水银柱缓缓下降的同时仔细听诊,在听到"崩"样第一声清晰而短促的血管音时,检压计表上所示水银柱刻度,即代表收缩压。

(2)测量舒张压:继续缓慢放气,这时"崩崩"样声音先由低而高,然后由高突然变低,随后则完全消失。在血管音由强突然变弱或消失这一瞬间,检压计上水银柱的刻度,即代表舒张压。

4. 血压记录

血压记录通常以收缩压/舒张压 mmHg 表示,如收缩压、舒张压分别为 110mmHg、70mmHg,则记录为 110/70mmHg。

【注意事项】

1. 室内务必保持安静,以利听诊。测量血压前需嘱受试者静坐放松,以排除体力活动及精神紧张对血压的影响。

2. 血压计水银槽、受试者平放前臂必须与心脏处于同一水平。

3. 袖带宽度应为 12cm,应平整地缠绕在上臂中部,松紧合适。听诊器胸器最好用模型,放在肱动脉搏动处也要松紧适宜,不能将其压在袖带底下进行测定。

4. 需要连续测定 2~3 次,取其最低值或平均值。重复测定时,袖带内压力必须降至零后再打气。

5. 发现血压超过正常范围时,应将袖带解下,让受试者休息 10min 后复测。

6. 血压计用毕,应将袖带内气体驱尽、卷好、放置盒内,以防玻璃管折断,同时关闭水银贮槽。请示实验员检查无误后,关紧盒盖。

(孙永波)

实验 7　正常人体心电图描记

【实验目的】　初步学会人体心电图的描记和测量方法;能够进行基本的正常人体心电图阅读;初步养成严谨的实验态度和配合协作精神。

【实验原理】　人体是个容积导体,心脏兴奋时产生的生物电变化,通过心脏周围容积导体传导到体表。在体表特定部位放置引导电极,可将心脏活动中兴奋的产生、传导和恢复过程中的电位变化引导出来,并经心电图机放大记录下来,即心电图。由于引导电极位置和导联方式不同,心电图的波形可有所不同,但一般都有 P、QRS 和 T 三个波及 P-R、Q-T 两个间期。

【实验对象】　正常人体(学生自愿者)。

【实验用品】　心电图机、检查床、分规、导电膏(或生理盐水)、75% 乙醇棉球。

【实验方法及步骤】

1. 描记前的准备

(1)接好心电图机的电源线、地线和导联线,并接通电源,预热 5min。

(2)受检者静卧在检查床上,肌肉放松。露出腕部、脚踝,裸露胸前壁,并用 75% 乙醇棉球进行皮肤清洁,并涂少许导电膏。

(3)安放标准肢体导联和胸导联电极。按规定连接好导联线:红色—右手;黄色—左手;绿色—左足;黑色—右足;白色—胸导联,安放胸部 V_1、V_2、V_3、V_4、V_5、V_6 等 6 个胸导联电极。

2. 描记心电图

(1)调整心电图机放大倍数,使 1mV 标准电压推动描笔向上移动 10mm(记录纸上纵坐标为 10 小格)。走纸速度定为 25mm/s。

(2)依次记录 I、II、III、aVR、aVL、aVF、V_1、V_3、V_5 导联心电图。记录完毕后,松解电极,将各控制旋钮转回原处,取下心电图纸,标明导联和受检者姓名、性别、年龄、日期。以 II 为基准进行以下心电图分析。

3. 阅读与分析心电图(实验图 7-1)

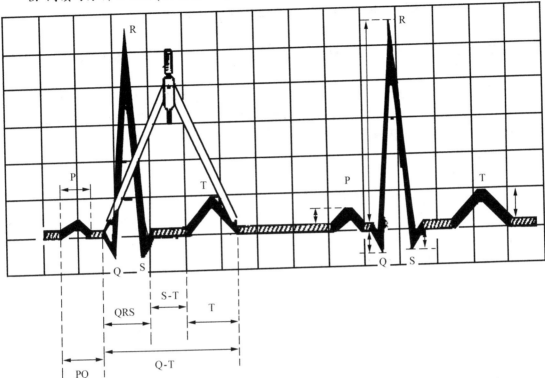

实验图 7-1　心电图的阅读与分析

(1)辨认波形:辨认出 P 波、QRS 波群、T 波、P-R 间期、S-T 段、Q-T 间期。

(2)测量波幅和持续时间:用分规测量 P 波、QRS 波群、T 波的时间和电压,测定 P-R 间期和 Q-T 间期的时间。

(3)测定心率:测量相邻两个心动周期的 R-R 间期(或 P-P 间期)所经历的时间,按下列公式计算,求出心率。

$$心率 = \frac{60}{\text{R-R 间期(s)}}(次/分)$$

(4)分析心律:测量最大 R-R 间期与最小 R-R 间期,相差 0.12 s 以下者为窦性心律规整,相差 0.12 s 以上者,即为窦性心律不齐。

【注意事项】

1. 描记心电图时,受检者应尽量放松,保持呼吸平稳,以免产生窦性心律不齐;电极要紧贴皮肤,防止记录过程中电极脱落。

2. 记录心电图时,先将基线调至中央。基线不稳或有干扰时,应排除后再进行描记。在变换导联时,须先将输入开关关上,再操作导联选择开关。

3. 测量波幅幅值时,注意向上波应测量基线上缘至波峰顶点距离;向下波为基线下缘至谷底距离。

4. 记录完毕,将电极擦干净,把心电图面板各控制旋钮转回原处,最后切断电源。

(孙永波)

实验 8 哺乳动物动脉血压的调节

【实验目的】 学习哺乳动物动脉血压的直接测量方法,观察神经及体液因素对心血管活动的影响。

【实验原理】 动脉血压受神经体液因素的影响,如交感神经、迷走神经、减压神经、肾上腺素、去甲肾上腺素、乙酰胆碱、压力影响等。改变这些因素,可以观察动脉血压变化的细节,加深理解动脉血压的影响因素。

【实验对象】 家兔。

【实验用品】

1. 实验器材 兔解剖台、哺乳动物手术器械、二道生理记录仪或计算机生物功能实验操作系统、气管插管、动脉夹、动脉插管、血压换能器、保护电极、有色丝线、纱布、注射器、针头、玻璃钩针。

2. 实验药品 生理盐水、20%氨基甲酸乙酯、肝素、1/10 000 肾上腺素、1/10 000 去甲肾上腺素、1/万乙酰胆碱。

【实验方法及步骤】

1. 连通仪器 首先接通所用仪器的电源,预热 5min。之后将压力换能器的导线端连接二道生理记录仪的相应通道,压力腔侧口接一个三通开关,压力腔正中口经一个三通开关接动脉套管,测压管道内充满肝素生理盐水。

2. 麻醉及固定 家兔称重,在兔耳背部边缘找出耳缘静脉。抽取 20%氨基甲酸乙酯,按 5 ml/kg 体重,耳缘静脉缓慢注射麻醉家兔;注射完毕将针头拔出,用棉球压住针眼片刻,以防出血;通过检查肌张力、呼吸运动、角膜反射判定麻醉深度。麻醉成功后,仰卧,捆扎绳打花扣,将动物四肢固定于兔解剖台上。

3. 手术操作

(1)气管插管:用粗剪刀颈部剪毛,手持血管钳纵行相对提起皮肤,手术刀纵行切开皮肤,沿颈部正中做 5~7cm 长的切口,然后用手术剪依次剪开气管前皮下组织、肌层,暴露气管,气管下穿线;提起气管,在甲状软骨尾端 2~3cm 处用眼科剪横行剪开气管,并做一"⊥"形剪口,向肺脏端插入气管插管并结扎固定。

(2)分离颈部的神经和血管:在颈部的两侧先辨认清楚颈总动脉、迷走神经、交感神经和减压神经,然后将其分离(实验图 8-1)。在 3 条神经中迷走神经最粗,交感神经次之,减压神经最细。分离后在 3 条神经的下方各穿以不同颜色的丝线备用,颈总动脉下穿 2 条丝线备用。

(3)动脉插管:线扎左侧颈总动脉远心

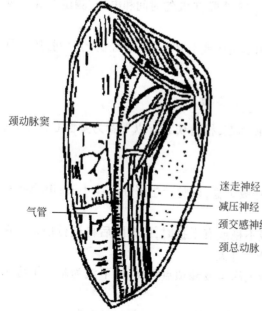

颈动脉窦

迷走神经
减压神经
颈交感神经
颈总动脉

气管

实验图 8-1 颈部神经血管结构

端,动脉夹夹闭近心端,结扎部位距动脉夹之间的距离至少 2cm,在其之间靠近结扎线处用眼科剪做一"V"形切口,向心方向插入与压力换能器相连并充满肝素溶液的动脉插管,并线结扎固定,使动脉插管与动脉在同一轴线,用胶布将动脉插管固定于手术台。放开动脉夹,并将压力换能器连于二道生理记录仪,开始记录血压曲线。

【观察项目】

1. 记录动脉血压的正常曲线,观察血压的变化。

2. 用动脉夹夹闭右侧颈总动脉 10~15s 观察血压的变化。

3. 待血压基本稳定后,由耳缘静脉注入 1/10 000 肾上腺素 0.2ml,观察血压的变化。

4. 待血压基本稳定后,由耳缘静脉注入 1/10 000 去甲肾上腺素 0.2ml,观察血压的变化。

5. 待血压基本稳定后,由耳缘静脉注入 1/10 000 乙酰胆碱 0.2ml,观察血压的变化。

6. 待血压基本恢复正常后,在游离的减压神经的中部做双重结扎,在两结扎点的中间切断减压神经,分别用中等强度电刺激中枢端和周围端,观察血压的变化。

7. 待血压基本稳定后,结扎并剪断右侧迷走神经,用电刺激外周端,观察血压的变化。

【注意事项】

1. 先示教,在虚拟实验系统指导下分组进行实验。

2. 麻醉药物注射剂量要准确,速度宜慢。手术操作尽量避免损伤血管,要及时止血,保持术野的清晰,否则会影响辨认神经。

3. 分离迷走神经、减压神经要仔细,并滴加生理盐水防干燥,同时避免过度牵拉神经。分离血管、神经时切勿使用有齿镊。

4. 在实验过程中,动脉插管要固定好,防止血凝,要始终保持动脉插管与动脉的方向一致,防止刺破血管或引起压力传递障碍。

5. 掌控实验步骤,每次静脉注射完药物后应立即推注 0.5ml 生理盐水,把管道内的药物推入血管内,以免影响各类药物实验效果,同时应注意保护耳缘静脉。

6. 注意实验动物保暖。

7. 实验结束后,必须结扎颈总动脉近心端,然后再拔出动脉插管。

(孙永波)

实验 9　人体肺通气功能测定

【实验目的】　掌握人体肺通气功能的测定方法,并了解其测定意义。

【实验原理】　机体在进行新陈代谢的过程中,不断地消耗氧并产生二氧化碳。为了实现机体与环境之间的气体交换,肺必须不断地与外界大气进行通气活动。肺容纳的气体量称为肺容量,在呼吸过程中不断发生变化;单位时间内进或出肺的气体总量称为肺通气量。通过肺量计测定人体的肺容量和肺通气量来评价肺的通气功能。

【实验对象】　人。

【实验用品】　FJD-80 单筒肺量计、橡皮吹嘴、鼻夹、75% 乙醇和棉球。

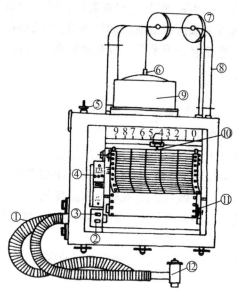

实验图 9-1　FJD-80 型肺量计
①螺纹管;②电源开关;③记录开关;
④变速器开关;⑤氧气接头;⑥0 位调节螺帽;
⑦滑轮;⑧支架;⑨浮筒;⑩记录笔;⑪记录纸
座架;⑫三通管

【实验方法及步骤】

1. 熟悉 FJD-80 型单筒肺量计的结构　FJD-80 型单筒肺量计的结构如实验图 9-1 所示,为一立式单筒肺量计,主要由一对套在一起的圆筒组成。外筒是一层夹水槽,夹层中装满清水,内筒中有进出 2 个通气管,在肺量计的侧面由两条螺纹管借三通管与外界相通。当三通管活塞开放时,呼吸气可经通气管进出肺量计,使倒置于水槽中的内筒(浮筒)随之上下移动,这时,经滑轮与内筒相对的平衡锤上安装的描计笔便可在记录纸上记录出呼吸气量变化的曲线。在仪器内装有可吸收呼出气中二氧化碳的钠石灰。专用记录纸上印有表示容织和表示走纸速度的直格与横格(一小直格为 100ml,一横格为 25ml)。变速器开关是控制走纸速度的。肺量计顶部有排气开关,可供筒内充气,也可使筒内气体由此排出。浮筒的实际使用容量为 6~8L。

2. 使用方法　①打开肺量计的排气开关,上提浮筒,使筒内充空气 4~5 L,然后关闭开关。②用消毒后的橡皮吹嘴套在三通管接口上。受试者取合适的坐位或站立姿势,将吹嘴的薄片置于口腔前庭,并用牙齿咬住吹嘴上的两个突起,先用鼻做平静呼吸。③受试者夹鼻,将三通管转向外界,待受试者习惯用口呼吸后,转动三通管,使之与肺量计相通;按电源开关,将变速器开关调为慢速挡 (25mm/30s),记录呼吸曲线。

3. 观察项目

(1)潮气量:平静呼吸,待呼吸基线趋于平稳后,走纸超过 1min。

(2)补吸气量:受试者在 1 次平静吸气之末,继续做 1 次最大限度的吸气,然后平静呼吸。

(3)补呼气量:随后,在 1 次平静呼气之末,继续做 1 次最大限度的呼气,恢复平静呼吸。

(4)肺活量:最后让受试者做 1 次最大的深吸气后,随即做 1 次最大的深呼气。补吸气量、补呼气量和潮气量之和即为肺活量,肺活量为肺通气功能的静态指标。

根据上述各种情况下呼吸曲线变化的高度,即可计算出潮气量、补吸气量、补呼气量和肺活量。

(5)用力呼气量:①肺量计内重新装新鲜空气 4~5L。调节好笔尖位置以便描记。②受试者口衔吹嘴,夹住鼻子,用口呼吸。开动慢速挡(25mm/30s),记录平静呼吸 3~4 次后,受试者做最大限度的吸气,在吸气之末屏气 1~2s,此时开动快速挡(25mm/s),然后用最快的速度做用力深呼气,直到不能再呼为止。随即停止走纸。从记录纸上测出第 1、第 2 和第 3 秒钟内的呼出气量,并计算它们各占全部呼出气量的百分率,即用力呼气量,与正常值(83%、96%、99%)比较。用力呼气量为肺通气功能的动态指标,主要反映小气道阻力。

(6)最大通气量:①受试者口衔橡皮嘴,夹住鼻夹,记录一段平静呼吸的通气曲线。②开动中速挡(25mm/15s),受试者按主试者口令在 15s 内尽力做最深最快的呼吸(受试者测定前可预先加以练习）。根据曲线高度和次数计算 15s 内的呼出或吸入气总量,再推算出每分钟的最大通气量。

【注意事项】

1. 注意肺量计中的水保持在水平刻度线,防止水溢出,并使水温与室温相平衡。

2. 橡皮吹嘴在使用前需用 75% 乙醇消毒后浸于冷开水中备用。更换受试者前应重新消毒。

3. 测定时应注意防止从鼻孔或口角漏气。

（林艳华）

实验 10   胸膜腔负压的观察

【实验目的】   学习胸膜腔负压的测定方法,观察在呼吸周期中,胸膜腔负压的变化。

【实验原理】   胸膜腔内的压力通常低于大气压,称为胸膜腔负压。胸膜腔负压的大小随呼吸周期的变化而改变。一旦胸膜腔与外界相通造成开放性气胸,则胸膜腔负压消失。利用连通器原理,将与水检压计相连通的穿刺针,插入胸膜腔,通过水检压计液面的升降,来观察胸膜腔负压的变化。

【实验对象】   家兔。

【实验用品】   兔手术台、哺乳动物常用手术器械、止血钳、粗注射针头、水检压计、橡皮管、1.5% 戊巴比妥钠溶液、0.9% NaCl 溶液。

【实验方法及步骤】

1. 用 1.5% 戊巴比妥钠溶液将家兔麻醉后,仰卧位固定于兔手术台上。剪去颈部与右前胸部的被毛;分离气管,插入气管插管。

2. 将粗针头通过橡皮管与水检压计连接。检压计内的水加少许带色墨水,利于观察液面波动。检压计内液面在刻度 0 与动物胸膜腔保持同一水平。

3. 在兔右腋前线第 4、5 肋骨上缘,用与水检压计相连的粗注射针头,垂直刺入胸膜腔内。当看到检压计内的带色水柱突然向胸膜腔一侧升高,并随呼吸运动而上下移动时,说明针头已进入胸膜腔内,应停止进针,并用胶布将针头固定于这一位置。

4. 观察吸气与呼气时检压计水柱移动的幅度。记录平静呼吸时胸膜腔内压的数值。此时吸气与呼气均为负值。

5. 在气管插管的一个侧管上接一根长约 0.5m、内径为 0.7cm 的橡皮管,夹闭另一侧管,以增大无效腔,使呼吸运动加强。观察吸气和呼气时检压计水柱的波动,记录其胸膜腔内压的数值,与平静呼吸时相比较有何不同。

6. 在吸气末和呼吸末,将气管插管的两支侧管同时堵塞,动物处于憋气状态。观察此时胸膜腔内压变化的最大幅度,胸膜腔内压是否高于大气压。

7. 剪开前胸皮肤,切断肋骨,打开右侧胸腔,造成人工开放性气胸,观察胸膜腔内压的变化。

【注意事项】

1. 插入胸膜腔之前,需将穿刺针头尖部磨钝,并检查针孔是否通畅,连接处是否漏气。

2. 穿刺时,针头斜面应朝向头侧,首先用较大的力量穿透皮肤,然后控制进针力量,用手指抵住胸壁,以防刺入过深,刺破肺和血管。

（林艳华）

实验 11　影响尿生成的因素

【实验目的】　在急性实验条件下施加多种因素影响尿的生成过程,并观察尿量的变化。

【实验原理】　尿生成的过程包括肾小球的滤过、肾小管和集合管的重吸收及肾小管和集合管的分泌。

【实验对象】　家兔。

【实验用品】　哺乳类动物手术器械、计算机生物功能实验系统、压力换能器、受滴器、保护电极、铁支架、双凹夹、婴儿称、三通开关、膀胱漏斗、注射器(1ml、5ml、10ml、20ml)及针头、肝素、生理盐水、20%氨基甲酸乙酯、20%葡萄糖溶液、1/10 000 去甲肾上腺素、呋塞米、垂体后叶素。

【实验方法及步骤】

1. 接通所用仪器的电源。将压力换能器的导线端与所选的通道连通,压力腔侧口接一个三通开关备用,压力腔正中口经一个三通开关接动脉插管,测压管道内充满肝素生理盐水。将受滴器的输出与记滴输入连接,电刺激输出与保护电极连接。

2. 麻醉、固定动物。家兔称重后,经耳缘静脉缓慢注入 20%氨基甲酸乙酯(5ml/kg),待动物麻醉后将其仰卧固定于兔手术台上。

3. 手术剪去颈部兔毛,沿颈部正中切开皮肤,分离气管并插入气管插管,结扎固定。分离右迷走神经,穿线备用。分离左颈动脉,远心端结扎,用动脉夹夹闭近心端。在结扎处的稍下方剪一小斜口,插入动脉插管,结扎固定。松开动脉夹,观察血压。

4. 尿液收集。在耻骨联合上缘向上做 4cm 长的正中切口,沿腹白线剪开腹壁及腹膜,找到膀胱。轻提膀胱在其腹侧血管较少处剪一小口,插入充满生理盐水的膀胱漏斗,使漏斗口对准两输尿管的膀胱入口,将膀胱壁结扎固定在漏斗上。用可调双凹夹固定受滴器,受滴器的电极端稍微向下倾斜,使尿滴垂直落在受滴器两电极上。

【观察项目】

1. 记录正常尿量和血压。

2. 静脉中速注射 38℃生理盐水 20ml,观察尿量和血压的变化。

3. 电刺激迷走神经近心端。在右侧迷走神经的头端结扎,在结扎点的头端剪断,电刺激迷走神经近心端,使血压维持在 6.5kPa 5~10s,观察尿量和血压的变化(刺激方式为连续单刺激;频率为 20~50 次/秒;波宽为 0.3~0.5ms;强度为 7~10V)。

4. 静脉注射 20%葡萄糖溶液 5ml,观察尿量和血压的变化。

5. 静脉注射 1/10 000 去甲肾上腺素 0.3ml,观察尿量和血压的变化。

6. 静脉注射呋塞米 5mg/kg,观察尿量和血压的变化。

7. 静脉注射垂体后叶素 0.5ml(6U/ml),观察尿量和血压的变化。

8. 整理实验结果,关闭所用仪器的电源。

【注意事项】

1. 术中动作要轻柔,避免血管、神经及膀胱、输尿管损伤。

2. 每次实验都需生理指征恢复正常后再进行下一项实验。

3. 尿生成实验项目顺序可灵活掌握,如插管后无尿可先进行尿糖定性实验。

(钱忠民)

实验 12   视 力 测 定

【实验目的】   通过本实验让学生学会视力测定方法,了解测定原理。

【实验原理】   视力是指眼分辨物体上两点间最小距离的能力。通常以眼能分辨两点间的最小视角来表示视力,即视力=1/视角。当视角为1分角时的视力为正常视力。在标准对数视力表(5m距离两用式)上5.0这行的"E"字符号在距5m处看时,其每一笔画的宽度各形成1分角视角。所以,能正确辨认这一行的字符方向,就表明此时能分辨的视角等于1分角,具有正常视力。

【实验用品】   标准对数视力表、遮光板、指示棒、米尺等

【实验对象】   人

【实验方法及步骤】

1. 将视力表平坦地挂在光线充足照明均匀的墙上,有条件的可用灯箱式视力表,内置光源效果更理想。视力表挂的高度要求表上第10行字(5.0)与受试者眼睛在同一高度。

2. 让受试者站(坐)在距视力表前5m处测试。

3. 受试者用遮光板遮住一眼,另一眼看视力表,一般先检右眼,后检左眼。

4. 检查者用指示棒从上而下逐行指点,嘱受试者说出或以手势表示字母缺口方向,一直到看不清为止。被检者能看清楚的最后一行字符首端的数字为该眼视力值。

5. 用同法测定另一眼的视力。

【注意事项】

1. 视力表必须挂在光线合适而平坦的地方。

2. 用遮眼板遮挡眼睛时切勿按压眼球,以免产生视物模糊,影响该眼视力的测定结果。

(吴丽萍)

实验 13   色 觉 检 查

【实验目的】   通过本实验让学生学会检查色觉及色觉异常的方法。

【实验原理】   视觉是视锥细胞的功能。色盲检查图用不同色块构成图案及背景,若能将其颜色区别开,则能说出图案内容。所以,可用色盲检查图检查色觉是否正常。

【实验用品】   色盲检查图

【实验对象】   人

【实验方法及步骤】

1. 在明亮、均匀的自然光线下,检查者向受试者逐页展示色盲图。

2. 令受试者尽快回答所见的数字或图形是什么。

3. 注意受试者回答是否正确、时间是否超过30s。若有错误,可查阅色盲图中说明,确定

受试者属于哪类色盲。

【注意事项】

1. 检查应在明亮、均匀的自然光线下进行,不宜在直射日光或灯光下检查,以免影响检查结果。

2. 色盲检查图与受试者眼睛的距离以 30cm 左右为宜。

3. 读图速度越快越好,速度太慢影响检查结果,以致对色弱者不易检出。一般 3s 左右可得答案,最长不超过 10s。

4. 检查时不得暗示,不得在色盲图上写字等。

(吴丽萍)

实验 14　声波的传导

【实验目的】　通过本实验让学生比较气传导和骨传导的听觉效果,了解其临床意义。

【实验原理】　声波传向内耳有气传导和骨传导两种途径,声波经过外耳道→鼓膜→听骨链→前庭窗→内耳,称为气传导。声波经过颅骨传入内耳称为骨传导。正常听觉的产生主要依靠气传导,骨传导的作用极微。当气传导出现障碍时,骨传导效应相对提高。

【实验用品】　音叉、橡皮锤、棉球、秒表。

【实验对象】　人

【实验方法及步骤】

1. 比较同侧耳的气传导和骨传导

(1)实验室保持安静,受试者闭目静坐。检查者用橡皮锤叩击音叉后,立即将振动音叉柄至于受试者一侧颞骨乳突部,此时,受试者可通过骨传导听到音叉响声。以后声音逐渐减弱。当受试者刚刚听不到声音时,举手示意,检查者立即将音叉移到同侧外耳道口,询问受试者是否能重新听到音叉响声。此时,被检者经过气传导又可重新听到音叉响声。反之,先将音叉置于受试者外耳道口,当刚听到声音时,移到颞骨乳突上,观察此时受试者是否又能听到声音。如受试者听不到声响,说明气传导大于骨传导。

(2)用棉球塞住受试者一侧外耳道(模拟气传导障碍),重复上述实验,观察结果。

2. 比较两耳骨传导

(1)检查者将振动的音叉柄置于受试者前额正中发际处,比较受试者两耳所听到的声音强度是否相同,正常时两耳听到的声音强度相等。若传音性耳聋声音偏向健侧。

(2)用棉球塞住受试者一侧外耳道,重复上述实验,询问受试者所听到的声音偏向哪一侧。若传导性耳聋则声音偏向患侧;感音性耳聋偏向健侧。

【注意事项】

1. 室内必须保持安静。

2. 手持音叉的部位应在柄的下 2/3,叩击音叉的部位在距离音叉顶端 1/3 处。

3. 音叉不可在坚硬的物体上敲打,叩击音叉不可用力过猛,以免音叉变形。

4. 实验过程中音叉不要接触到耳郭和头发。

(吴丽萍)

《生理学基础》数字化辅助教学资料

一、网络教学资料

1. 网址 www.ecsponline.com/topic.php？topic_id＝29

2. 内容

(1)教学大纲及学时安排

(2)教学用 PPT 课件

二、手机版数字化辅助学习资料

1. 网址(二维码)

2. 内容

(1)知识点/考点标注及正确答案

(2)练习题:每本教材一套,含问答题、填空题、选择题等多种形式

(3)模拟试卷

三、相关选择题答案

第1章　绪论

1. B　2. B　　3. C　　4. E　　5. E

第2章　细胞的基本功能

1. A　2. B　　3. E　　4. C　　5. A

第3章　血液

1. B　2. B　　3. A　　4. C　　5. E　　6. C　7. E　8. B　9. B　10. B

第4章　血液循环

1. C　2. C　　3. D　　4. C　　5. A　　6. E　7. E　8. E　9. D　10. E

11. E　12. E　13. D　14. E　15. C

第5章　呼吸

1. E　2. D　　3. D　　4. C　　5. E　　6. A　7. C　8. B　9. B　10. E

11. E　12. C　13. E　14. D　15. A　16. B

第6章　消化与吸收

1. D　2. B　　3. D　　4. C　　5. C　　6. C　7. E　8. C　9. E　10. C

第7章　能量代谢和体温

1. E　2. D　　3. B　　4. C　　5. A　　6. D　7. C　8. C

第8章　肾的排泄功能

1. D　2. D　　3. B　　4. E　　5. B　　6. C　7. C　8. B　9. D　10. D

第9章　感觉器官的功能

1. C　2. C　　3. A　　4. C　　5. A

第 10 章　神经系统的功能

1. D　　2. B　　3. C　　4. E　　5. D　　6. C　7. B　8. A　9. E　10. C

11. D　　12. E　　13. E　　14. D　　15. E　　16. A　17. E　18. B　19. E　20. A

第 11 章　内分泌

1. C　　2. B　　3. E　　4. D　　5. A　　6. A　7. B　8. C　9. D　10. C

第 12 章　生殖

1. E　　2. E　　3. E　　4. A　　5. C

第 13 章　衰老

1. D　　2. E　　3. E　　4. B　　5. E

参 考 文 献

安艳,赵平.2008.临床检验.2 版.北京:人民卫生出版社.

冯浩楼,田仁.2007.生理学.北京:人民军医出版社.

古天明.2007.生理学基础.北京:高等教育出版社.

胡崎.1995.生理学.5 版.合肥:安徽科学技出版社.

姜德才.2006.正常人体机能基础.重庆:重庆大学出版社.

姜德才.2008.生理学基础.北京:中国科技出版社.

孔繁之.2003.生理学.合肥:安徽科学技出版社.

彭波,李茂松.2008.生理学.2 版.北京:人民卫生出版社.

王鹿,康福信.2007.生理学.北京:科学出版社.

朱大年,王庭槐.2013.生理学.8 版.北京:人民卫生出版社.